はじめて学ぶ！

脳神経外科の
キホンとケア

— ベテランドクターによる，最もシンプルな講義 —

柴田 靖　筑波大学附属病院 水戸地域医療教育センター脳神経外科　教授

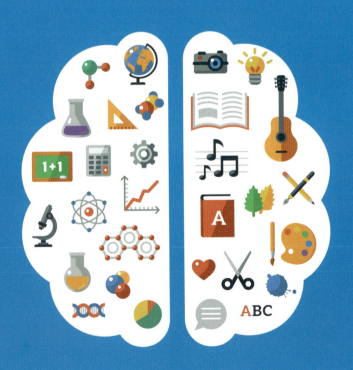

総合医学社

はじめに

　脳は人間の体の中で最も大切な臓器です．覚えて，理解し，考え，判断し，喜び，悲しみ，恐怖を感じるのは脳のみです．心臓も肺も消化管も脳の命令で，脳を維持するために働いているのです．極端にいえば，脳以外の臓器は障害されても，人工呼吸器や中心静脈栄養などで，生きていけます．しかし，脳が完全に死んだ状態，つまり脳死は医学的にも法的にも人間の死です．よって脳を直接，扱う**脳神経外科は人間の生命に最も大切な診療科**です．

　一方で**脳は人間の体の中で最も脆い臓器**です．多くの臓器は数時間の虚血に耐えられますが，**脳は数分の虚血で脳梗塞になり，障害を残します**．脳の中に酸素や糖を貯蔵できないからです．肝臓や腎臓は一部が障害されても，残存部が機能を補えます．肺や腎臓は両側にあり片方でも生きれます．しかし，脳は基本的に再生せず，局所ごとに機能が決まっており，そこが損傷されれば後遺症を残します．

　脳神経外科では脳血管障害，頭部外傷などの救急疾患が多く，迅速な対応が求められます．患者の状態は瞬時に変化するので，患者のすぐそばの**看護師がそれに気がついて，報告，対応が必要**です．

　脳神経外科は重要で責任重大で，それだけにやりがいも大きいです．重い後遺症を残したり，救命できないこともありますが，昏睡や片麻痺の患者が，治療後に社会復帰できたときは，家族とともに医療者の喜びは絶大です．

　頭痛，めまい，しびれ，物忘れ，けいれんなどは高頻度の症状です．医療の素人である一般の方は，重大な病気を心配します．**重大な病気ではないことが多く，適切な診察，検査で，重大な疾患を見落とさないことが予防**になります．

　本書は脳神経外科の病棟，外来などで勤務する看護師を対象とし，**基礎から臨床まで，すぐに役立つ実践的内容**にしました．脳神経外科の一般病院で扱う主要な疾患は含みましたが，機能外科，水頭症，奇形，脊髄などは紙面の都合で省きました．病院ごとに疾患に特徴があるので，各施設ごとにさらに勉強していただきたいと思います．医学は日進月歩で，新しい検査，治療，疾患がどんどん出ています．この1冊で勉強することが終わりではありません．今後も常に最新の知識を敏感に吸収して自己学習する必要があります．本書が，看護師の助けになり，それが患者さんのケア，キュアのためになり，患者と医療者の笑顔になることを期待します．編集などでお世話になった関係者に感謝します．

2019年2月

柴田　靖

目 次

Part 1
脳神経の解剖生理 ……001

1 神経系 ……002
中枢神経と末梢神経／中枢神経を構成する細胞／信号の伝達

2 脳の解剖 ……008
大脳の解剖／大脳皮質／大脳基底核／小脳／間脳／脳幹／髄膜／頭皮／脳動脈／脳静脈／脳室／脊髄（中枢神経）と脊髄神経（末梢神経）／脳神経／自律神経／運動経路（錐体路）／感覚経路

Part2
病態生理 ……031

1 意識障害 ……032
意識障害の種類／脳死判定基準／Japan Coma Scale（JCS）／Glasgow Coma Scale（GCS）

2 失 語 ……038
失語とは／失語の種類

3 構音障害，構語障害 ……042
構音障害（構語障害）とは

4 嚥 下 ……044
嚥下運動とは

5 失 行 ……045
失行とは

6 失 認 ……047
失認とは

7 呼吸障害 ……049
呼吸障害の特徴

8 頭蓋内圧（脳圧） ……051
頭蓋内圧とは

9 髄膜刺激症状 ……052
髄膜刺激症状とは

10 頭 痛 ……053
頭痛の分類／一次性頭痛（機能性頭痛）／二次性頭痛（器質性頭痛）

Part3
検査 ·· 059

1 頭部放射線検査の種類 ································· 060
検査の種類と特徴

2 脊髄放射線検査の選択 ································· 064
検査方法の選択

3 各種検査の特徴 ··· 067
CT／造影CT／特殊なCT／MRI／MRA（MR angiography）／脳血管造影／核医学検査／頸動脈エコー／脳波（electroencephalography：EEG）／血液検査／髄液検査

4 CT読影のコツ ··· 090
色の濃さを見わける

Part4
疾患別対応とケア ··· 095

1 脳内出血，くも膜下出血，出血性脳血管障害 ··············· 096
脳内出血／くも膜下出血／脳動静脈奇形（AVM）／もやもや病（moyamoya disease）／未破裂脳動脈瘤

2 脳梗塞 ··· 110
脳血管障害の現状と分類／心原性脳塞栓症／ラクナ梗塞／アテローム血栓性脳梗塞／脳梗塞急性期の診断と治療

3 頭部外傷 ··· 123
頭蓋骨骨折／脳震盪／急性硬膜外血腫／急性硬膜下血腫／慢性硬膜下血腫／脳挫傷／スポーツ外傷／小児頭部外傷

4 脳腫瘍 ··· 131
脳腫瘍の症状と診断・治療／髄膜腫／下垂体腺腫／神経鞘腫／転移性脳腫瘍

Part5
脳神経外科における術前・術後ケア ……… 139

1 脳神経外科におけるケア …………………………………… 140
入院患者の日々の観察／指示の確認／患者の体位／日常生活支援／精神面のサポート

2 脳神経外科の術前ケア ……………………………………… 145
手術の同意説明書

3 脳神経外科の術後ケア ……………………………………… 146
創部処置／ドレナージ，ドレーンの管理

索　引……………………………………………………………………… 151

表紙カバーイラスト：kotoffei/Shutterstock.com

●謹告：本書の記載事項に関しましては，出版にあたる時点において最新の情報に基づくよう，執筆者ならびに出版社では最善の努力を払っておりますが，医学・医療の進歩により，治療法，医薬品，検査など本書の発行後に変更された場合，それに伴う不測の事故に対して，執筆者ならびに出版社はその責任を負いかねますのでご了承ください．また，検査の基準値は測定法などにより異なることもありますので，各施設での数値をご確認ください．

Part1
脳神経の解剖生理

1 神経系

中枢神経と末梢神経

▶▶▶ 知っておきたいこと!
- 神経は，中枢神経と末梢神経に分かれる
- 中枢神経は骨の中，末梢神経は中枢神経から出て骨の外に行くもの
- 脊髄は神経で，脊椎は骨を指す

　神経は，中枢神経と末梢神経に分かれます．中枢神経は骨の中，末梢神経は中枢神経から出て骨の外に行くものです．ですから，中枢神経と末梢神経は骨の中と骨の外で分けられます（図1）．

　中枢神経は骨の中にある脳と脊髄です．脳は頭蓋骨で囲まれ，脊髄は脊椎に囲まれています．脊髄は神経で，脊椎は骨を指しています．

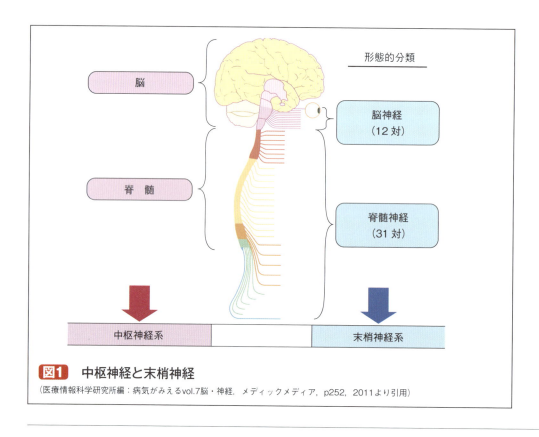

図1 中枢神経と末梢神経
（医療情報科学研究所編：病気がみえるvol.7脳・神経．メディックメディア，p252，2011より引用）

末梢神経は，中枢神経から出てくるもので左右対になっています．右と左で必ずペアになっています．脳から出るものは脳神経です．脳神経はⅠ～Ⅻまで左右に1本ずつあります．解剖学的には，脳神経は末梢神経ですが，脳神経のⅠ（嗅神経），Ⅱ（視神経）は組織学的には中枢神経になります．脊髄から出るものが脊髄神経で，脊椎の骨の外に出て，手足，あるいは内臓に行きます．

　末梢神経を部位で分類しましたが，機能で分類すると，体性神経と自律神経に分かれます．体性神経は，さらに運動神経と感覚神経に分かれます．運動神経は中枢から末梢，筋肉まで行って信号を伝えて筋肉を動かします．感覚神経は逆に感覚受容器，皮膚などから痛覚，触覚，温度覚などを中枢に伝えます．自律神経は，交感神経と副交感神経に区別されます．

中枢神経を構成する細胞

▶▶▶ 知っておきたいこと！
- 中枢神経は細胞でできている
- 中枢神経を構成する細胞は，主に神経細胞（ニューロン）と膠細胞（グリア細胞）の2つ

　次は，細胞の話です．中枢神経は細胞でできています．中枢神経を構成する細胞は，主に神経細胞（ニューロン）と膠細胞（グリア細胞）の2つからなります．

ニューロン

　ニューロン（神経細胞）の役割は，信号を伝える，命令を伝える，あるいは外からの信号を感じることです．1個のニューロンは1本の軸索（axon），多数の樹状突起（dendrite）からできています（図2）．

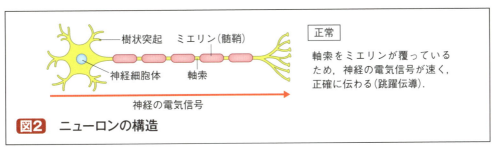

図2 ニューロンの構造

- ニューロン：neuron　● グリア細胞：glial cell
- 軸索：axon　● 樹状突起：dendrite　● 髄鞘：myelin

1本の軸索はニューロンから長く伸びて，そのまま末梢神経に移行します．これは長いものは1mを超えます．軸索の回りには髄鞘（myelin）が巻きついて軸索を保護しています．髄鞘がついていると神経の伝導が速くなります．これを跳躍伝導といいます．

　中枢神経はニューロンとグリアからなりますが，ニューロンが多いと灰白質（gray matter）になり，髄鞘が多いと白質（white matter）になります．見た目は白質が白色，灰白質は少し灰色をしています．CTやMRIでも白質と灰白質は区別できます．

　大脳も小脳も皮質にはニューロンが集まっているので灰白質です．

　皮質の下が髄質，皮質下といいます．髄質は髄鞘が多いので白質になります．大脳基底部に灰白質があり，基底核です．

グリア細胞

　グリア細胞はニューロンを保護する役割をもっています．ニューロンではないため，信号は伝えません．グリア細胞は主に4種類ありますが，一番多いのは星細胞（astrocyte）で，星のような形をしていて，ニューロンを保護して栄養を補給しています．脳腫瘍はグリア細胞からできることがほとんどです．神経膠腫（glioma）はグリア細胞が腫瘍化したものでニューロンが腫瘍になることは非常に稀です．

　そのほか，特殊なグリア細胞として乏突起膠細胞（oligodendroglia）があります．乏突起，つまり突起が少ないグリア細胞です．これは髄鞘を中枢神経の中でつくります．乏突起膠細胞と髄鞘は物理的につながっています．小膠細胞（microglia）は免疫細胞で，いろいろな免疫反応で増加します．上衣細胞（ependym）は，脳室の表面を裏打ちしている細胞です．上衣細胞が腫瘍になったものが上衣腫（ependymoma）という腫瘍で，特殊な神経膠腫の一つです．

　一つのニューロンの核から樹状突起がたくさん出ていて，その樹状突起がほかの細胞から信号を受けます．隣り合うニューロンは接しているように見えますが，少し隙間があります．ニューロンとニューロンが接合しているところをシナプスといいます．前のニューロンからドパミンなどの神経伝達物質（ニューロトランスミッター）が放出されて，次のニューロンで神経伝達物質を受けて，信号が伝わっていきます（図3）．

　一つのニューロンは多くのシナプスをもっていますので，多くのニューロンから信号を受けます．いろいろな信号を受けて，1本の軸索が脳から外に出れば末梢神経になります．髄鞘はソーセージみたいな形で軸索にまとわりついています．

　しかし，髄鞘がないところもあります．これはランビエ絞輪というものです．信号を伝

●灰白質：gray matter　●白質：white matter　●星細胞：astrocyte　●神経膠腫：glioma　●乏突起膠細胞：oligodendroglia
●小膠細胞：microglia　●上衣細胞：ependym　●上衣腫：ependymoma

達するときは，跳躍伝導といってランビエ絞輪からランビエ絞輪に信号が速く伝わります．

　先ほど説明したように，中枢神経で髄鞘を作るのは乏突起膠細胞です．この軸索はそのまま中枢神経から末梢まで伸びていきます．中枢でも末梢でも髄鞘はあります．ところが，末梢にはグリア細胞はありません．末梢ではシュワン細胞が髄鞘を作ります．髄鞘はバウムクーヘンみたいに何重にもグルグル巻いています．シュワン細胞が腫瘍になったものが神経鞘腫（schwannoma）です．

　ここでは神経内科の疾患についてはふれませんが，脱髄疾患では髄鞘が壊れて信号が伝わりにくくなるのでいろいろな症状が出ます．脱髄疾患の代表は多発性硬化症です．治療はステロイドになります．

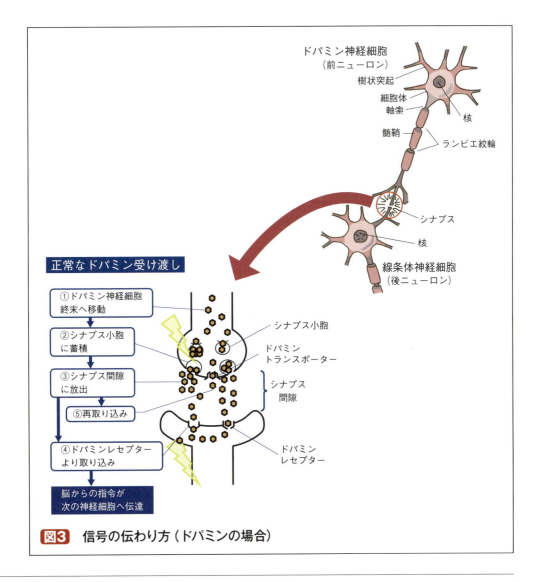

図3　信号の伝わり方（ドパミンの場合）

● 神経鞘腫：schwannoma

信号の伝達

▶▶▶ 知っておきたいこと！
- 興奮とは，活動電位
- シナプスは活動電位によって神経伝達物質を放出する

活動電位

　信号の伝達は，ニューロンから軸索に膜電位伝導で伝わります．通常は細胞の中がマイナス，細胞の外がプラスになる分極状態で安定しています．細胞が興奮すると細胞の中が今度はプラスになります．マイナスからプラスになることを脱分極といいます．興奮してプラスになるわけですが，興奮が収まると，また元に戻ってマイナスになります．それを再分極といいます．

　普通にマイナスの分極している状態からプラスになって，また元に戻って，マイナスで安定する．この一連の流れを活動電位といいます．

　図4は活動電位を表しています．ニューロンが興奮していないときは−70mVの状態で安定しています．そこに何らかの刺激が来ると電位がプラスになります．−70mVから上がっていって，ある一定の閾値を超えなければ安定したままですが，閾値を超えると0以上になってプラスになります．0mVから＋40mVの間にある状態をオーバーシュートといい

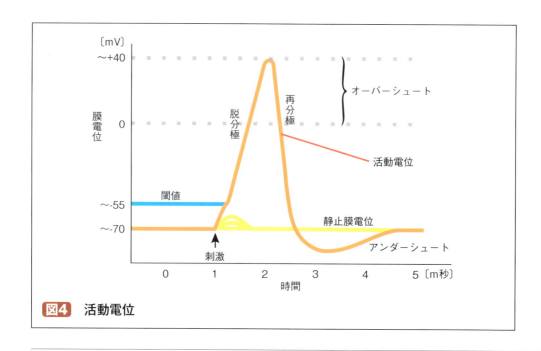

図4　活動電位

ます．そのあと電位は低下しますが，いったん－70mVよりも低い値になります．これをアンダーシュートといいます．そして－70mVに戻ります．

シナプス

　活動電位によって前の細胞の軸索から次の細胞に信号が伝わります．そのつながるところがシナプスで，そのシナプスでは次の細胞を興奮させる神経伝達物質であるアセチルコリン，アドレナリン，グルタミン酸が放出されます．アセチルコリン，アドレナリンは多くのニューロンから出ます．グルタミン酸は，頭部外傷や脳卒中，脳腫瘍でもがんの治療をすると増えることがあります．そういったものが興奮性神経伝達物質になります．

　逆に抑制性神経伝達物質というのもあります．代表的なのはγアミノ酪酸（gamma amino butyric acid：GABA）です．この抑制性のニューロトランスミッターが放出されると，活動電位が抑制されます．だから，GABAが増えれば興奮しにくくなります．バルプロ酸ナトリウム（デパケン®，セレニカ®）などの抗てんかん薬は，GABAを増やすことによってニューロンの興奮を抑えているのです．ニューロンの興奮を抑えると，けいれんが起きにくくなります．副作用は，活動電位が起きにくくなるので傾眠になります．

● γアミノ酪酸：gamma amino butyric acid：GABA

2 脳の解剖

大脳の解剖

▶▶▶ 知っておきたいこと！

- 大脳
  左右の大脳半球と両者をつなぐ脳梁
- 間脳
  視床と視床下部：臨床的には大脳に含む
- 脳幹
  中脳，橋，延髄
- 小脳
  左右の小脳半球と中央の虫部

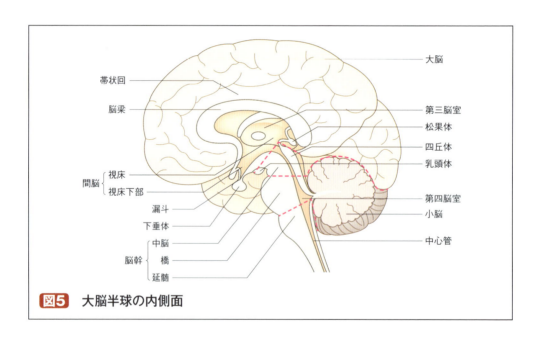

図5 大脳半球の内側面

大 脳

　大脳は左右に大脳半球があります．左右の大脳半球をつなぐところの真ん中に脳梁があります．脳梁は図5の中央に前から後ろに細長くあります．

間脳

　間脳は，臨床的には大脳に含めてしまうことが多く間脳という言葉は臨床ではあまり使いません．視床と視床下部が間脳です．

脳幹

　脳幹は中脳，橋，延髄のことです．延髄はそのまま脊髄に移行します．

小脳

　小脳は脳幹の後ろにあります．左右の小脳半球と中央の虫部からなります．

大脳皮質

> ▶▶▶ **知っておきたいこと！**
> - 大脳皮質は前頭葉，頭頂葉，後頭葉，側頭葉の4つ
> - 前頭葉は運動中枢，運動言語中枢
> - 頭頂葉は感覚中枢
> - 後頭葉は視覚中枢
> - 側頭葉は感覚言語，聴覚，記憶を司る

　大脳の皮質は前頭葉，頭頂葉，後頭葉，側頭葉の4つに分けられます．それぞれ機能が決まっています（図6，7）．

前頭葉

　ヒトでは前頭葉が一番大きいです．ヒト以外の動物では前頭葉は小さいです．前頭葉は運動中枢，運動言語中枢です．

頭頂葉

頭頂葉は感覚中枢です．

後頭葉

後頭葉は視覚中枢です．

側頭葉

側頭葉は感覚言語，聴覚，記憶を司っています．アルツハイマー型認知症では側頭葉が萎縮します．海馬も側頭葉にあります．

中心溝

前頭葉と頭頂葉の間に中心溝という溝があります．中心溝のすぐ前が前頭葉の運動中枢（一次運動野），すぐ後ろが頭頂葉の感覚中枢（一次感覚野）になります．

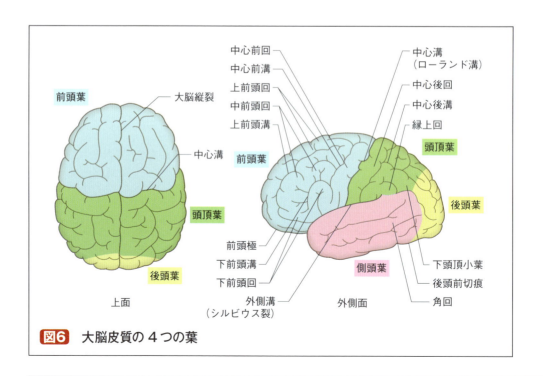

図6 大脳皮質の4つの葉

シルビウス裂

　シルビウス裂(外側溝ともいいます)は前頭葉と側頭葉の間にあります．左右にあります．シルビウス裂は脳外科では非常によく使う言葉です．なぜならば，中大脳動脈，シルビウス静脈がここを流れているからです．また，手術で内頸動脈や視神経にアプローチするとき，このシルビウス裂を開けます．

大脳皮質のはたらき

　図7は脳を横から見ています．青色と紫色の部分が前頭葉です．図中の4が一次運動野で運動中枢です．ニューロンから軸索が出て手足の筋肉まで伸びています．中心溝のすぐ後ろが一次体性感覚野です．このニューロンが最終的に痛い，熱い，冷たいなどを感じます．

　視覚野は後頭葉の一番後ろです．目で見える光は眼球に入って，網膜で認識して，視神経を通って，大脳の深部を通って，最終的に一番後ろの視覚野で認識します．例えば，後頭葉の脳梗塞や脳腫瘍によって視覚野が障害されると，目は大丈夫でも，ものが見えない皮質盲になります(大脳皮質の障害で見えないことを皮質盲といいます)．

　前頭葉と側頭葉の間にシルビウス裂があります．側頭葉には，聴覚，記憶中枢があります．

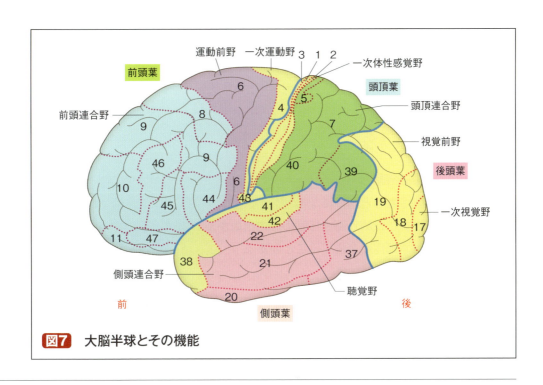

図7 大脳半球とその機能

011

言語は運動性言語中枢（Broca野）と感覚性言語中枢（Wernicke野）があります．これは少し離れています．運動性言語中枢は前頭葉の下，シルビウス裂に近いところにあります．感覚性言語中枢は側頭葉の後ろ，頭頂葉に近いところにあります．

　運動野や感覚野は細長いですが，上のほうで障害されると足，胴体に影響します．特に人間の場合，手の細かい動きが発達しているので，手の運動中枢がかなり発達しています．顔も同様です．手や顔はかなり敏感なので下のほうで感覚中枢が広いです．一方，足や胴体，背中はかなり鈍感になっていて，それは上のほうの感覚野です．そういうふうに機能が皮質の局在で決まっています．

　運動中枢，感覚中枢は左右の大脳半球にそれぞれあります．聴覚，視覚も左右それぞれにあります．運動感覚，視覚は右が左，左が右と一応機能が決まっています．ですから，大人になってから障害されると片麻痺になったり半盲になったりしてよくなりませんが，2～3歳で障害されると反対側が機能を補って回復することもあります．

　聴覚の場合は聴覚皮質が側頭葉にありますが，聴覚は比較的左右両方で機能しているので，片方やられても大脳の障害で聞こえないということはあまりありません．聴覚が落ちる原因のほとんどは耳や末梢神経の機能低下です．

　言語中枢は，先ほど説明したように運動性が前頭葉，感覚言語中枢が側頭葉の後ろにありますが，これは優位半球だけです．優位半球というのは右利きの人はほとんど左，左利きの人は右のこともあれば左のこともあります．人によって違います．ほとんどの人は言語中枢が左ですが，左利きの人は右に言語中枢があることもあり，機能を調べないとわかりません．

大脳基底核

▶▶▶ 知っておきたいこと！
- 内包が障害されると麻痺になる
- 核は血流が多いため，高血圧性の脳内出血が多い
- 視床出血は水頭症を合併することがある

　大脳基底核はニューロンが集まっているので灰白質です．核といった場合はニューロンの集まりを表します．大脳基底核は高血圧性の脳内出血の好発部位ですので，被殻出血，視床出血というのはよく聞くと思いますが，大脳基底核の解剖はそういう脳内出血のとき

に非常に大事になります（図8）．

解剖的な部位としては被殻，尾状核，淡蒼球の3つが大脳基底核になります．内包(internal capsule)は，ニューロンではないので基底核ではありません．ただ，内包は視床と被殻のすぐそばにあるので，高血圧性の脳内出血では一緒に障害されることが多いです．内包は白質になります．ニューロンではなくて，軸索，髄鞘からできています．内包を通っているのは運動神経路なので，内包が障害されると麻痺になります．右の内包が障害されると左片麻痺，左の内包が障害されると右片麻痺になります（延髄で交差しているからです）．

視床

視床は感覚神経路です．刺激は脊髄を通って，いったん視床に入ります．視床に入ったあと頭頂葉で感じますが，頭頂葉が正常でも視床が障害されてしまうと，痛み刺激や感覚が大脳皮質に届きません．そうすると，半身の感覚障害であるしびれの症状が出ます．右の視床が障害されると左のしびれ，左の視床が障害されると右のしびれになります．図8の黒いところが脳室，灰色のところが灰白質，白いところが白質です．脳梁は左右の大脳をつなぐところですが，ここも軸索，髄鞘があるので白質です．脳梁は前から後ろまであるので，CTで輪切りにすると前と後ろに脳梁が見られます．前と後ろはつながっています．

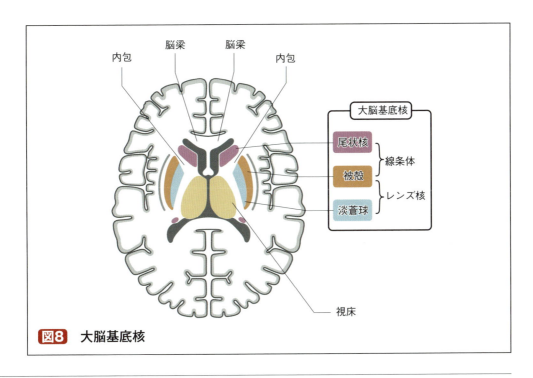

図8 大脳基底核

●内包：internal capsule

内包は尾状核と被殻の間，被殻，淡蒼球と視床の間にあり，くの字になっています．視床は一番内側で，第三脳室に接しています．被殻と淡蒼球を合わせてレンズ核と呼び，外側が被殻，内側が淡蒼球になっています．

　高血圧性の脳内出血は核に多いです．核は血流が多いからです．尾状核に出血すると尾状核出血，被殻に出血すると被殻出血，視床に出血すると視床出血になります．被殻出血でも小さな出血だと症状が軽いことがあります．また，尾状核出血も小さな出血だったらあまり症状がないこともあります．視床出血は脳室に接しているので，ここが破れると脳室の中に出血して，水頭症になることがあります．

小 脳

> ▶▶▶ 知っておきたいこと!
> ●小脳は運動を調節する
> ●小脳が損傷されるとめまい，ふらつき，嘔吐が生じる

　小脳は，後頭蓋窩（こうとうがいか）にあります．後頭蓋窩は狭いです．大脳と小脳の間には小脳テントという硬膜があります．小脳テントの下を後頭蓋窩といいます．後頭蓋窩の中にあるものは脳幹と小脳です．脳幹と小脳の間には第四脳室があります．だから，小脳が腫れたり出血したりすると，脳幹を圧迫する危険が高くなります．特に後頭蓋窩は狭いので，小脳が少し大きくなっただけで第四脳室を圧迫して脳幹を圧迫して，命に危険を及ぼすことになります．よって小脳出血は急いで手術しなくてはいけません．第四脳室を圧迫すると水頭症が起きやすいです．

　小脳の機能は，運動の調節です．小脳が損傷されると（小脳出血が多いです），めまい，ふらつき，嘔吐といった症状が出ます．内包が障害されると麻痺が残ってしまいますが，小脳の障害はリハビリによりある程度は回復します．

　小脳も大脳と同じように皮質と皮質下があります．また，大脳に基底核があるように小脳にも歯状核という核があります．小脳皮質はニューロンがあるので灰白質，皮質下には軸索と髄鞘があるので白質になります．

　小脳は脳幹とつながっていて，つながっているところを小脳脚といいます．小脳脚には上小脳脚，中小脳脚，下小脳脚があり，上が中脳，中が橋，下が延髄にそれぞれつながっています．小脳脚と小脳半球は左右にあります．小脳半球ではない真ん中を虫部（ちゅうぶ）といいます．

間脳

>>> 知っておきたいこと!
- ●視床と視床下部からなり，視床下部は下垂体につながっている
- ●視床は感覚経路である
- ●下垂体はホルモンを分泌する

　間脳は，臨床的には大脳基底核に含んでいます．視床と視床下部です．視床は先ほど説明したように感覚経路です．視床下部は視床の前下方にあって，下垂体につながっています．だから，解剖的には非常に小さなところです．

下垂体

　下垂体は，脳からぶら下がっているので下垂体という名前がついています．頭蓋底のトルコ鞍という骨のへこみの中に下垂体があります．その下垂体と視床下部をつないでいるのが下垂体茎です．

　下垂体そのものは前葉と後葉からなります．組織学的には前葉は内分泌腺，後葉は神経の組織ですが，いずれにしろ下垂体はホルモンを出します．前葉は成長ホルモンや乳汁分泌ホルモンなど，後葉は抗利尿ホルモン（antidiuretic hormone：ADH）を出します．抗利尿ホルモンが出ないと尿崩症になります．

　松果体は，視床，中脳の後ろ，小脳の頭側にあって，機能としては体内時計といわれていますが，あまり機能はありません．ただ，松果体に胚腫（germinoma）という腫瘍ができることがあります．また，松果体は石灰化しやすいです．正常でも石灰化しますので，松果体の小さな石灰化は異常ではありません．

●抗利尿ホルモン：antidiuretic hormone：ADH　●胚腫：germinoma

脳幹

▶▶▶ 知っておきたいこと！
- ●脳幹は中脳，橋，延髄からなる
- ●橋は脳内出血の好発部位である
- ●延髄が障害されると構音障害，呼吸障害など起こる

　脳幹は，上から中脳，橋，延髄と3つあり，小脳，第四脳室の前にあります．中脳は視床と脳神経のⅡ～Ⅳとつながっています．橋は脳神経のⅤ～Ⅷ番を出していて，高血圧性の脳内出血がよく起こります．橋は意識の中枢です．脳出血の好発部位は被殻，視床，橋，小脳です．

　延髄は脳神経のⅨ～Ⅻ番を出していて，呼吸，循環，嚥下，嘔吐の中枢です．延髄が障害されると構音障害，呼吸障害，血圧低下など起こります．そのまま脊髄に移行します．

髄膜

▶▶▶ 知っておきたいこと！
- ●硬膜と頭蓋骨の間の出血が硬膜外血腫
- ●脳のほとんどの動脈，静脈はくも膜下腔を走っており，それが破けるとくも膜下出血となる

　髄膜は，中枢神経を包む膜です．つまり骨の内側にあります．大脳では頭蓋骨の内側，脊髄では脊椎の内側にある膜を髄膜といいます．

硬膜

　髄膜は，硬膜，くも膜，軟膜の3つからなります．硬膜というのは名前のとおり硬い膜です．これはハサミでないと切れないような硬い膜です．硬膜は硬膜動脈から血流が来ているので血流が豊富です．

　硬膜動脈が傷つき，硬膜と骨の間に出血するのが硬膜外血腫です．また，硬膜には知覚神経が来ているので，硬膜を損傷すると痛みがあります．

正常な硬膜は骨にはりついています．開頭手術は骨を硬膜から剥がす手術です．手術で無理やり剥がして，また骨を戻すと，骨と硬膜の間に液体や血が溜まりやすくなりますので，ドレーンを入れたり，硬膜と骨を縫い合わせて，硬膜外にすきまができないようにするタックアップという手術をしないと，異常な腔ができてしまいます．

　大脳鎌(だいのうかま)は左右大脳半球の間にあり，これも硬膜です．小脳テントは大脳と小脳の間にある硬膜です．大脳鎌と小脳テントは骨にはりついていません．だから，大脳鎌と小脳テントには硬膜外血腫はできませんが，硬膜下血腫はできます．大脳鎌のすぐ下，小脳テントに接した血腫は硬膜下血腫になります．

くも膜

　硬膜の内側にくも膜があります．これはクモの巣のような薄い膜です．ピンセットでつまめば破けます．くも膜そのものは切っても出血しません．くも膜の下，くも膜下腔に脳のほとんどの太い動脈，静脈が走っています．その動脈が破けるのがくも膜下出血です．くも膜下腔には脳脊髄液が入っています．くも膜を切ると髄液が漏れます．くも膜下出血の手術は，くも膜を切って，くも膜下腔に入って，髄液を洗って，破けた動脈を治します．動脈瘤であればクリッピングが代表的な手術法です．

軟 膜

　一番内側が軟膜です．髄膜の軟膜は名前のとおり軟らかい膜ですが，これは脳や脊髄にぴったりはりついています．だから，軟膜だけ剥がすことは普通ありません．脳の表面を焼いたりするときは軟膜の上から焼いて，中枢神経と一緒に軟膜を切ることはあります．

　図9で示すと，外側から皮膚，骨があって，硬膜，くも膜，軟膜の3つの膜があります．硬膜は図の青色のところです．硬膜は，固い膜で，血流もあって，知覚もあります．くも膜は薄い膜で，くも膜の下に髄液があります．軟膜は脳の表面にぴったりくっついている薄い膜です．図9の下の図は，脊髄ですが構造は同じです．

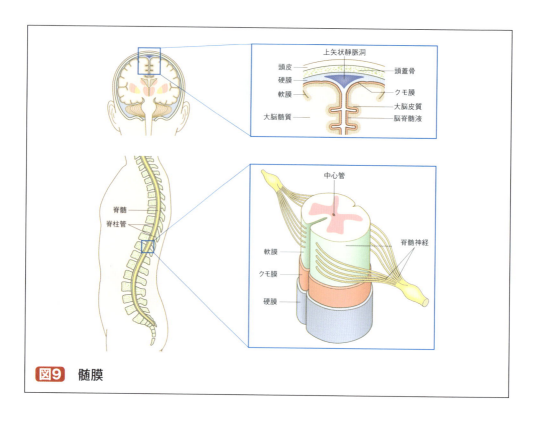

図9 髄膜

頭皮 (scalp, 図10)

▶▶▶ 知っておきたいこと!
- 皮膚の表面の損傷だけでは出血しない
- 皮下組織まで損傷すると出血する

皮膚 (skin) (表皮, 真皮)

表皮はケラチンの層で, 垢になって剥がれます. 真皮はその下にあって, 少し柔らかいところです. この2つを皮膚といいます.

結合組織 (connective tissue)

表皮, 真皮の下に結合組織があります. 結合組織には毛根があって, 血管が走っています. だから, 皮膚の表面の損傷だけでは血も出ません. 皮下組織まで損傷すると出血します.

帽状腱膜（aponeurotica）

結合組織の下にあるのが帽状腱膜です．これは頭部にしかない膜ですが，筋肉があるところでは筋膜に移行します．側頭部や後頭部などの筋肉があるところでは筋膜になります．帽状腱膜の下に疎性結合組織（loose connective tissue）があって，その下は骨になります．頭蓋骨には骨膜（periosteum）があります．skin, connective tissue, aponeurotica, loose connective tissue, periosteumの5つの頭文字をとるとscalpとなります．

手術で皮膚を切った場合，表皮，真皮を切って，皮下組織まで行くと出血します．帽状腱膜を切って，骨膜まで剥がして，頭蓋骨を切るということになります．頭皮の動脈と静脈は，結合組織の中に入っていますから，例えば，こめかみにある浅側頭動脈，あるいは後頭部にある後頭動脈といった動脈は，表皮，真皮を切っただけでは出血しません．

頭蓋骨は3層あります．緻密骨（compact bone），骨髄，そして内側にもう1回緻密骨があります．ドリルで穴を開けると最初は硬い緻密骨，骨髄に入ると軟らかくなって出血します．奥に行くとまた硬い緻密骨があって出血はしません．

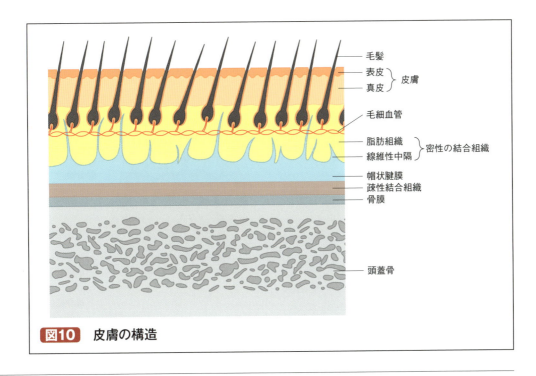

図10　皮膚の構造

●帽状腱膜：aponeurotica　●疎性結合組織：loose connective tissue　●骨膜：periosteum　●緻密骨：compact bone

脳動脈

▶▶▶ 知っておきたいこと！

- 頭蓋内に入る動脈は4つ（左右の内頸動脈と左右の椎骨動脈）
- 脳血管造影では，この4つの動脈を調べる

　大動脈から鎖骨下動脈が左右の上肢に行きます．右の総頸動脈が右の鎖骨下動脈から出て，総頸動脈は内頸動脈と外頸動脈に分かれます．そして，鎖骨下動脈の少し先から右の椎骨動脈が出ます．左の鎖骨下動脈から左の椎骨動脈が出ます．鎖骨下動脈は当然鎖骨の下に走行します．中心静脈栄養のときに鎖骨下から刺す場合がありますが，この動脈を刺さないように静脈に入れなければいけません．左の総頸動脈は大動脈から直接分枝します．

　左右の総頸動脈は内頸動脈と外頸動脈に分かれます．内頸動脈は頭蓋内に行き，前大脳動脈と中大脳動脈に分かれます．外頸動脈は頭蓋骨の外，顔面に行きます．側副血行として頭蓋外から頭蓋内に入ったり，頭蓋内から頭蓋外に入ったりすることはたまにありますが，基本的には内頸動脈は頭蓋内，外頸動脈は頭蓋外です．

　だから，頭蓋外から頭蓋内に入る動脈は，左右の内頸動脈，左右の椎骨動脈の4本です．脳血管造影で血管を調べるときは，この4本を調べます．

　図11で示すように，左右の椎骨動脈が頭蓋外から骨，頸椎の脇を通ります．頸椎の脇を通って，頭蓋内に入ってから1本の脳底動脈に合流します．脳底動脈は左右に分かれて，後

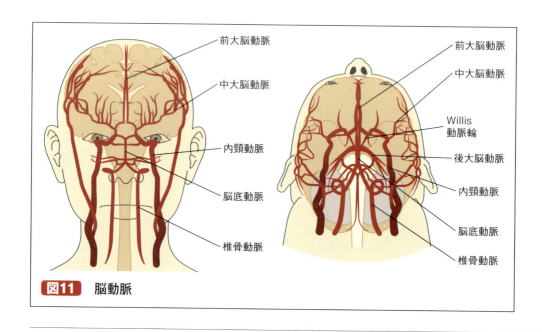

図11 脳動脈

大脳動脈に行きます．大脳動脈は大脳を栄養します．後大脳動脈は後頭葉を栄養します．

　小脳に行く動脈である上小脳動脈は後大脳動脈のすぐ近くにあります．後下小脳動脈（posterior inferior cerebellar artery：PICA），は椎骨動脈から出て小脳に行きます．前下小脳動脈（anterior inferior cerebellar artery：AICA）は脳底動脈から出て小脳に行きます．内頸動脈は下から頭蓋骨を貫いて，脳を栄養しますが，ほとんどが左右の中大脳動脈に行きます．左右の前大脳動脈はそのまま真っ直ぐ前に行くのですが，左右の前大脳動脈をつなぐのが前交通動脈（anterior communicating artery：A-com）です．これは個人差があります．前交通動脈がまったくない人ももちろんいます．それから，前交通動脈がすごく発達していて，右なら右，左なら左の1本の前大脳動脈から左右の前大脳動脈に栄養することもあります．その場合は右の前大脳か左の前大脳のどちらかが低形成ということもあります．

　後交通動脈（posterior communicating artery：P-com）は内頸動脈と後大脳動脈の起始部をつないでいます．脳幹の両脇を流れます．よくあるのは脳底動脈が細くて，あるいは後大脳動脈の起始部が細くて，後交通動脈を介して後大脳動脈が栄養されることです．後交通動脈，前交通動脈というのは生まれつきありますが，使わなくなると萎縮してしまいます．大人でも後交通動脈，前交通動脈が萎縮せず残っていることがあります．残っていても別に異常ではありません．

　これらがきちんと全部つながっていれば輪になります．これをWillis動脈輪といいます．例えば，どうしても後交通動脈を遮断しないといけない場合でも，それぞれが流れていれば問題ありません．

●前下小脳動脈：anterior inferior cerebellar artery：AICA　●後下小脳動脈：posterior inferior cerebellar artery：PICA
●前交通動脈：anterior communicating artery：A-com　●後交通動脈：posterior communicating artery：P-com

脳静脈（図12）

▶▶▶ 知っておきたいこと!

●大脳の開頭手術は，上矢状静脈洞を傷つけないように開頭する

　上矢状静脈洞は，大脳半球の間，大脳鎌にくっついている太い静脈です．静脈洞というのは骨にくっついています．静脈洞が前から後ろに流れていって，後頭蓋窩のところでは，左右の小脳テントが真ん中に1個あります．そこの脇が横静脈洞（transverse sinus），S状静脈洞（sigmoid sinus）です．そのあと頸静脈に流れていきます．太い静脈の流れは前から後ろに流れていって，ここで2つに分かれて，左右の頸静脈に流れるというのが大きな流れです．頸静脈は左右にあるので，どっちかが太くて，どっちかが細いということはよくあるので，異常ではありません．ですから，どこかが詰まっても一般的には大丈夫です．しかし，上矢状静脈洞は1本しかないのでこれが詰まってしまうと脳の血の巡りが悪くなりうっ血してしまいます．

　大脳の開頭手術では，基本的に上矢状静脈洞を傷つけないように，まず右なら右，左なら左だけ開頭します．両側の開頭，上矢状静脈洞にわたる開頭をどうしてもしなければいけない場合は，上矢状静脈洞を傷つけないように骨を丁寧に剥がして，上矢状静脈洞を保

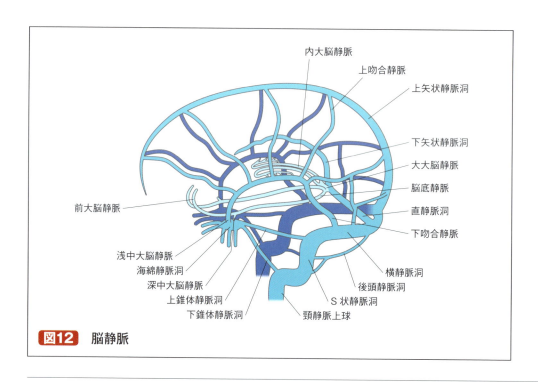

図12 脳静脈

●横静脈洞：transverse sinus　●S状静脈洞：sigmoid sinus　●直静脈：straight sinus

護しながら手術します．静脈洞が傷つくと大量出血します．
　小脳の場合は，横静脈洞やS状静脈洞に注意します．また，後頭蓋窩（テント下）とテントの上を両方開頭する場合も同じです．横静脈洞を傷つけないように丁寧に硬膜を剥がさないと，横静脈洞が傷ついて大量出血します．小脳の手術のときは後頭蓋窩だけの開頭でも細かい静脈が多く，それらを傷つけないように気をつけて行います．
　それ以外に骨に沿って上錐体静脈，下錐体静脈，それからシルビウス裂の中にシルビウス静脈などがあります．海綿静脈洞は，内頸動脈が出るあたりにあって，ここにも静脈洞があります．大脳の奥には内大脳静脈があって，直静脈（straight sinus）があります．ここがテントと大脳鎌の接線になります．

脳室

> ▶▶▶ **知っておきたいこと!**
> - 脳室は脳の中にある髄液の入った部屋
> - 第三脳室と側脳室をつなぐところがモンロー孔（Monro foramen）

　脳室は脳の中にある髄液の入った部屋です．左右に側脳室があります．第三脳室は真ん中に1個だけあります．第三脳室と側脳室をつなぐところをモンロー孔（Monro foramen）といいます（図13）．神経内視鏡を行う場合は，前角に内視鏡を入れて，モンロー孔から入って第三脳室に入って，第三脳室底で穴を開けることがあります．第三脳室の下はくも膜下腔になります．第三脳室から第四脳室に流れるところが中脳水道です．第四脳室は小脳と脳幹の間にあり，そこからさらにくも膜下腔に出ます．第四脳室の出口はルシュカ孔とマジャンディ孔です．それによって，くも膜下腔に髄液が流れます．
　髄液の循環は一方通行で，側脳室から第四脳室に流れて，くも膜下腔で吸収されるというふうに長く教えられてきましたが，今はそれ以外のいろいろなところで吸収されるとされています．だから，局所で産生されて局所で吸収されるという局所循環もあることになっています．1人のヒトの髄液は150ccで，1日500ccつくられます．500ccつくられたら500cc吸収される髄液の流れがあるとされています．ですから，髄液は1日3回ぐらい入れ替わります（図14）．
　脳室ドレナージや脳槽ドレナージで髄液を外に出すことがありますが，そうすると1日に500ccつくられるので，全部が外に出てしまったら1日500ccぐらい髄液ドレナージさ

●モンロー孔：Monro foramen

れることになりますが，普通は頭の中に吸収されるので，外に流される量としては100〜200ccくらいの髄液の排液になります．

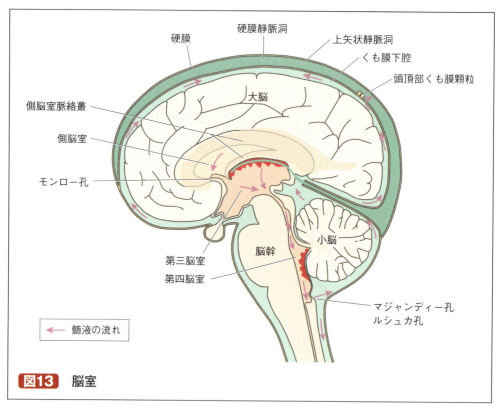

図13　脳室

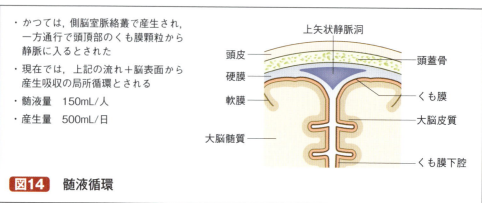

図14　髄液循環

脊髄（中枢神経）と脊髄神経（末梢神経）

▶▶▶ 知っておきたいこと！
- 脊髄は外側が白質，中央が灰白質（脳は逆）
- 脊椎は骨，脊髄は神経

　脊髄は外側が白質，中央が灰白質になります．脳と逆です．脳は外側が灰白質です．脊髄の場合は中央がニューロンで外側が髄鞘です．

　脊椎といった場合は骨を表し，頸椎7個，胸椎12個，腰椎5個，仙骨，尾骨という形になっています．脊髄といったときは中枢神経で，脊髄神経といった場合は末梢神経です．この末梢神経は左右にあり，頸髄神経8本，胸髄神経12本，腰髄神経5本，仙髄神経5本，そして尾髄が1本です．

　脊髄は，下は第1, 2腰椎の高さで円錐状に終わり（脊髄円錐），馬尾になります．頸椎（骨）は7個ありますが，頸髄神経8本と頸髄神経のほうが1本多いです．脊髄神経が脊椎上下の椎間から出るからです．脊髄神経には前根と後根があります．前根が運動神経，後根が感覚神経です．前根と後根は1回合流し，椎間孔から出たり入ったりします．

脳神経

▶▶▶ 知っておきたいこと！
- Ⅰ：臭神経：臭覚，鼻粘膜へ
- Ⅱ：視神経：視覚，眼球網膜へ
- Ⅲ：動眼神経　Ⅳ：滑車神経　Ⅵ：外転神経：眼球運動
- Ⅴ：三叉神経：顔面，頭部知覚
- Ⅶ：顔面神経：顔面運動，味覚
- Ⅷ：聴（内耳）神経：前庭（平衡覚），蝸牛（聴覚）
- Ⅸ：舌咽神経　Ⅹ：迷走神経：嚥下など
- Ⅺ：副神経：頸部の運動
- Ⅻ：舌下神経：舌の運動

　脳から出る末梢神経が脳神経です．脳神経も末梢神経ですから，左右に1本ずつあります．嗅神経は臭覚なので鼻粘膜に行きます．前頭開頭するときに嗅神経を傷つけると臭いが

わかりづらくなります．視神経は視覚なので眼球網膜に行きます．動眼神経，滑車神経，外転神経は眼球を動かす神経です．これらが障害を受けると眼球が動かなくなるので複視（double vision）になります．動眼神経は瞳孔にも関係しますので，動眼神経麻痺になると瞳孔にも影響を及ぼします．

　三叉神経は顔面，頭部知覚で硬膜にも行っています．だから，頭痛のほとんどがこの三叉神経です．三叉というのは3つに分かれるという意味です．顔面では前頭神経，上顎神経，下顎神経の3つに分かれます．口の中も三叉神経支配です．だから，三叉神経痛は歯の病気と間違われることがあります．

　顔面神経は顔面運動，味覚です．顔面神経麻痺になると顔面が片方曲がってしまいます．ベル麻痺が有名です．また，顔がピクピクする顔面けいれんは顔面神経麻痺ではなくて，顔面神経が異常に興奮してしまうものです．三叉神経痛も三叉神経に異常な刺激が来たときに三叉神経痛になります．三叉神経痛，顔面けいれんは神経に圧迫があって，異常な刺激が来ている状態なので，微小血管減圧術（microvascular decompression）という手術や抗けいれん薬で治療します．一方，三叉神経麻痺，顔面神経麻痺は神経の機能が落ちているので，原因，治療が異なります．

　聴神経は内耳神経ともいわれ，前庭神経と蝸牛神経からなります．前庭神経は平衡感覚を感知し三半規管に行っています．蝸牛神経は音を感じる聴覚です．内耳神経と顔面神経はすぐそばを走っているので聴神経に腫瘍ができれば顔面神経が障害されやすいです．聴神経腫瘍の手術のときは顔面神経も温存しないと顔が曲がってしまいます．

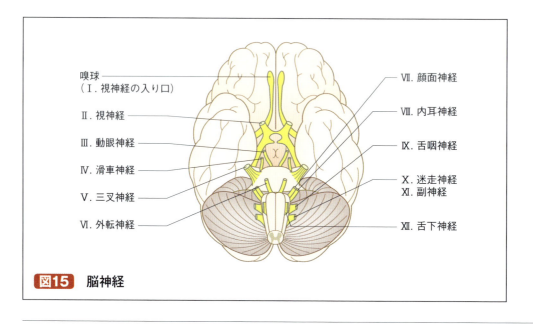

図15 脳神経

●複視：double vision　●微小血管減圧術：microvascular decompression

舌咽神経，迷走神経は嚥下などの喉の運動です．迷走神経は心臓や肺などの内蔵にも行きます．副神経は頸部の運動，舌下神経は舌の運動です．

図15のように脳を下から見ると，前からⅠ，Ⅱ，Ⅲと名前がついています．嗅神経は前頭葉の下にあって，鼻の上に来ています．視神経は交差しています．視神経交差の下に下垂体があります．Ⅰ，Ⅱは解剖的には末梢神経ですが，組織的には中枢神経です．グリア細胞とニューロンからなります．

脳神経で太いのはⅠ，Ⅱ，Ⅴです．それ以外はすべて細いです．動眼神経，滑車神経，外転神経，また顔面神経と聴神経は隣り合っており，同時に傷害されることがあります．舌咽神経，迷走神経，副神経は延髄から出て，頸静脈の脇から出ます．

自律神経

> ▶▶▶ 知っておきたいこと！
> ● 自律神経には交感神経と副交感神経がある
> ● どちらかが興奮するとどちらかが休む

自律神経には交感神経と副交感神経があります．どちらかが興奮するとどちらかが休みバランスをとっています（拮抗支配）．自律という言葉の意味のとおり，意志とは関係なく（不随意的，無意識的）勝手に機能してくれて循環，呼吸を保っています．瞳孔は交感神経が興奮すると散大，副交感神経が興奮すると縮小します．唾液腺は副交感神経が興奮すると分泌亢進します．また，気管支は交感神経が興奮すると拡張し，副交感神経が興奮すると収縮します（表1）．

交感神経が興奮するのは，アクティブに活動しているときです．瞳孔が散大し，気管支が拡張し，心拍は増加し，血圧も上昇します．消化管は寝ている間に活動します．消化運動が促進されるのは副交感神経によるものです．排尿は昼間に抑制されていて，夜間にトイレに行きたくなるのは副交感神経が興奮しているからです．

男性器の場合，副交感神経が興奮したと

表1 交感神経と副交感神経

交感神経		副交感神経
散大	瞳孔	縮小
	唾液腺	分泌亢進
拡張	気管支	収縮
増加	心拍	減少
上昇	血圧	低下
運動抑制	消化管	運動促進
抑制	排尿	促進
射精	男性器	勃起

きに勃起し，交感神経が興奮すると射精します．自律神経は末梢神経の中に複雑に絡み合っています．

運動経路（錐体路）

▶▶▶ 知っておきたいこと！
- 錐体路は前頭葉後方で中心溝の前の運動野にある
- 錐体路のどこが障害されても麻痺になる

　錐体というのはピラミッドの形のことです．錐体路は前頭葉後方で中心溝の前の運動野から始まります．前頭葉後方で中心溝の前の運動野から内包の後脚，中脳の大脳脚を通って，延髄の錐体で交差して，脊髄の側索から前角に入って前根に入ります．この前根は末梢神経です．そこから筋肉に行って，筋肉を動かすのが運動の経路です（図16）．これらのど

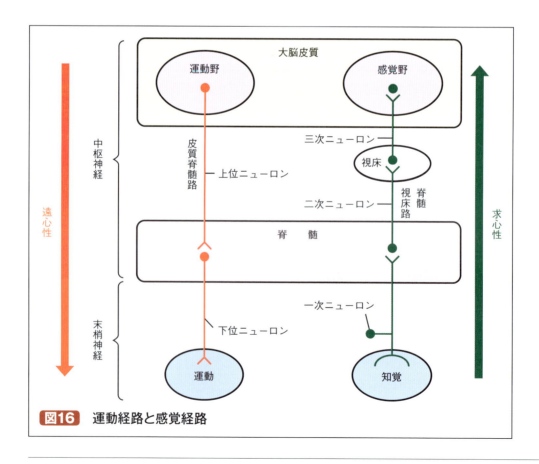

図16　運動経路と感覚経路

こが障害されても麻痺になります．内包後脚は高血圧性脳内出血で障害されやすく反対側の片麻痺になります．

錐体外路は錐体路のすぐ外にありますが，これは筋肉の緊張などを調整します．錐体外路だけ障害されると，麻痺はなく筋肉が突っ張る症状が出ることがあります．

感覚経路

▶▶▶ 知っておきたいこと！
- 表在感覚には温痛覚，触覚がある
- 深部感覚には振動覚，位置覚がある

温痛覚，触覚は表在感覚で主に皮膚にあります．深部感覚は振動覚や位置覚になります．足が曲がっているのが見なくてもわかるのが位置覚で腱などで感じます．震えを感じる振動覚も深部感覚の一つです．

これらの感覚は末梢神経から脊髄→視床→頭頂葉の感覚野で認識されます（図16）．この経路の障害でしびれや感覚障害になります．

Part2
病態生理

1 意識障害

意識障害の種類

▶▶▶ 知っておきたいこと！
- 脳幹の障害や大脳皮質の広範な障害で意識障害が起こる
- 意識障害の評価は Japan Coma Scale（JCS）と Glasgow Coma Scale（GCS）

　脳が障害を受け，脳幹が障害されたり，大脳皮質が広範に障害されたりすると意識障害が起こります．意識障害は脳が損傷した場合と，損傷がなくても血流が低下しただけで症状が出ます．

せん妄

　せん妄は，急性の脳機能障害で見当識障害や幻覚がみられる状態です．例えば，脳に関係ない外科手術後の術後せん妄や高齢者の夜間せん妄などがあります．

傾眠

　傾眠は，刺激で開眼はするけれども刺激しないと眠ってしまう状況をいいます．

半昏睡（semi coma）

　半昏睡は，昏睡状態に近いですが，わずかに反応があります．つねって手足を動かせば半昏睡です．ただし，開眼はしません．

深昏睡（deep coma）

　深昏睡になるとまったく反応しません．呼吸や血圧にかかわらず，意識の状態によって深昏睡か半昏睡かという判断をします．

- 半昏睡：semi coma　　● 深昏睡：deep coma

植物状態，遷延性意識障害

　植物状態，遷延性意識障害は，意識障害が数ヵ月以上続いた状態をいいます．植物状態は栄養を十分入れて合併症さえ起こさなければ生きていけます．ただ，意識がないので自分で食べたり歩いたりはできません．

脳　死

　脳死は，脳幹機能が完全に消失している状態です．脳死は法的にも医学的にも人間の死と定義されています．法的な脳死判定基準は法律で決められています．まず，前提条件として，脳の病変が診断されていて回復不能であるということです．原因不明の場合は，脳死判定はできません．また，除外基準として薬物の影響下にないこと，低体温ではないことがあげられています．

　脳死判定は脳外科専門医，神経内科専門医，ICU専門医，麻酔科専門医のうち2人以上が行わなければいけません．2回判定を行いますが，1人は同じ人が判定しないといけないことになっています．また，脳死判定はどの医療機関でもできるわけではなく，届け出が必要です．

脳死判定基準 (表1)

> ▶▶▶ 知っておきたいこと!
> ● 2回の判定を経て，脳死判定となる

　脳死判定基準としては，「深い昏睡」「瞳孔の散大と固定」「脳幹反射の消失」「脳波が平坦」「自発呼吸の停止（無呼吸テスト）」があります（表1）．

　脳波は30分とりますが，反応がないということは，大脳の機能の喪失を意味しています．脳波はICUでとることが多いと思います．レスピレーターやモニターがついていることが多いので非常にノイズが多いです．ですから，脳死判定する場合は，できるだけ外せる機械は外して，患者の頭の下に電気を排除するようなシートを入れ，ノイズが入らないようにします．

　無呼吸テストでは，まずレスピレーターを外します．そして1分後，2分後に血ガスをとり，

表1 脳死判定基準

	法的脳死判定の項目	具体的検査方法	脳内の検査部位と結果
1	深い昏睡	●顔面への疼痛刺激(ピンで刺激を与えるか,眉毛の下あたりを強く押す)	脳幹(三叉神経):痛みに対して反応しない 大脳:痛みを感じない
2	瞳孔の散大と固定	●瞳孔に光をあてて観察	脳幹:瞳孔が直径4mm以上で,外からの刺激に変化がない
3	脳幹反射の消失	●のどの刺激(気管内チューブにカテーテルを入れる)	咳き込まない=咳反射がない
		●角膜を綿で刺激	まばたきしない=角膜反射がない
		●耳の中に冷たい水を入れる	眼が動かない=前庭反射がない
		●瞳孔に光をあてる	瞳孔が小さくならない=対光反射がない
		●のどの奥を刺激する	吐き出すような反応がない=咽頭反射がない
		●顔を左右に振る	眼球が動かない=眼球頭反射がない(人形の目現象)
		●顔面に痛みを与える	瞳孔が大きくならない=毛様脊髄反射がない
4	平坦な脳波	●脳波の検出	大脳:機能を電気的に最も精度高く測定して脳波が検出されない
5	自発呼吸の停止	●無呼吸テスト(人工呼吸器を外して,一定時間経過観察)	脳幹(呼吸中枢):自力で呼吸ができない
6	6時間*以上経過した後の同じ一連の検査(2回目)	●上記5種類の検査	状態が変化せず,不可逆的(二度と元に戻らない状態)であることの確認

＊生後12週〜6歳未満の小児は24時間以上

以上の6項目を,必要な知識と経験をもつ移植に無関係な2人以上の医師が行う

(日本臓器移植ネットワークホームページから引用)

　動脈血中の二酸化炭素濃度が上がっていることを確認します.ただ,無呼吸テストを長く行うと,血圧が下がったり心停止したりする危険が高くなるので,ある程度のところで無呼吸が確認できたら,そこで検査を終了します.すぐレスピレーターをつけないとそのまま心停止してしまいます.よって無呼吸テストはうまくいかないこともあります.

　脳死判定は,すでに全国で法的に行われています.6歳以上では,1回脳死判定をしたあとに6時間あけて,もう1回判定しなければいけません.6歳未満の小児では,24時間あけてもう1回判定しなければいけない決まりになっています.2回目の判定が終わって,脳死判定になります.2人の判定医が用紙に脳死であるというサインを記入して,そこで脳死判定が終わり,その時点が死亡時刻になります.死亡したら死亡診断書を書きます.その時刻で医療は終了します.

　それ以降は,移植のための準備になります.脳死判定したらすぐ臓器移植の準備をして,臓器を取り出します.肺,心臓,肝臓,腎臓などが必要に応じて摘出されます.

Japan Coma Scale（JCS）

▶▶▶ 知っておきたいこと！
- 日本で一番使用されている意識障害の評価法
- 9段階で意識障害を表す

　日本で一番使用されている意識障害の評価法はJapan Coma Scale（JCS）ですが，世界的にはあまり使用されていません．

　JCSは大きくⅠ，Ⅱ，Ⅲと分かれていて，「自発的に開眼・瞬き動作・または話をしている」がⅠの台になります．Ⅰ-1は「意識清明のようだが，いまひとつはっきりしない」ですので，JCSでは正常というのはありません．Ⅰ-2は「今は何月だか，どこにいるのか，または周囲の者（看護師・家族）がわからない」という見当識障害がみられます．Ⅰ-3は「名前または生年月日が言えない」です．

　Ⅱは「刺激を加えると開眼，離握手，または言葉で応ずる」で，Ⅱ-10は「呼びかけると開眼，離握手，または言葉で応ずる」，Ⅱ-20は「身体を揺さぶりながら呼びかけると開眼，離握手，または言葉で応ずる」，Ⅱ-30は「痛み刺激を加えながら呼びかけると開眼，離握手，または言葉で応ずる」です．

　Ⅲになると「痛み刺激を加えても開眼，離握手，そして言葉で応じない」で，Ⅲ-100は「刺激部位に手をもってくる」，Ⅲ-200は「手足を動かしたり，顔をしかめる」，Ⅲ-300は「まったく反応しない」というようにJCSでは，9段階で意識障害を表します（表2）．

表2　Japan Coma Scale

大分類	小分類	JCS
Ⅰ桁 自発的に開眼・瞬き動作・または話をしている	意識清明のようだが，いまひとつはっきりしない	1
	今は何月だか，どこにいるのか，または周囲の者（看護師・家族）がわからない	2
	名前または生年月日が言えない（不変的なもの）	3
Ⅱ桁 刺激を加えると開眼，離握手，または言葉で応ずる	呼びかけると開眼，離握手，または言葉で応ずる	10
	身体を揺さぶりながら呼びかけると開眼，離握手，または言葉で応ずる	20
	痛み刺激を加えながら呼びかけると開眼，離握手，または言葉で応ずる	30
Ⅲ桁 痛み刺激を加えても開眼，離握手，そして言葉で応じない	刺激部位に手をもってくる	100
	手足を動かしたり，顔をしかめる	200
	まったく反応しない	300

Glasgow Coma Scale（GCS）

▶▶▶ 知っておきたいこと！
- ●世界共通の意識障害の評価法
- ●時々刻々と病態が変化するときに使う
- ● JCS と GCS を併用するとよい

　世界ではJCSよりGlasgow Coma Scale（GCS）のほうが使われています．できればJCSとGCSの両方を覚えて，両方使ってください．GCSは15点満点で，最低は3点です．意識障害がない正常が15点となります．脳卒中の急性期，頭部外傷の急性期など時間とともに刻々と病態が変化するものはGCSを使うことが多いです．

　評価を合計点数で表すので，意識障害の程度を見ることができます．例えば，GCSが10点といった場合に，何が何点なのかというのはそれだけではわからないので，Eが何点，Vが何点，Mが何点と記載したほうがわかりやすいでしょう．

　Eは開眼です．「自発的に開眼していれば」4点，「呼びかけで開眼すれば」3点，「痛み刺激で開眼すれば」2点，「開眼しなければ」1点です．

　Vは言語です．「見当識があれば」5点，「会話が混乱していれば」4点，「言葉が混乱していれば」3点，「意味不明の音声のみであれば」2点，「発声なければ」1点となります．

　Mは運動です．「指示どおりに動けば」6点，「疼痛部に手が来れば」5点，「逃避行動があれば」4点，「異常に屈曲すれば」3点，「異常な伸展があれば」2点，「まったく運動がなければ」1点になります（表3）．

表3　Glasgow Coma Scale

大分類	小分類	GCS
E：開眼 eye opening	自発的に	E4
	呼びかけにより	E3
	痛み刺激により	E2
	開眼しない	E1
V：言葉による応答 verbal response	見当識あり	V5
	錯乱状態	V4
	不適当な言語	V3
	理解できない声	V2
	発声がみられない	V1
M：運動による最良の応答 best motor response	命令に従う	M6
	痛み刺激の部位に手足をもってくる	M5
	四肢を屈曲する（逃避をするような屈曲）	M4
	四肢を屈曲する（四肢が異常屈曲位へ）	M3
	四肢伸展	M2
	まったく動かさない	M1

❷ 失語

失語とは

▶▶▶ 知っておきたいこと!
- 言語中枢が障害されると失語になる
- 運動性失語，感覚性失語，全失語がある

　失語は，言語中枢（図1）が障害されることにより起こります．言語中枢は大きく運動性言語中枢（Broca野）と感覚性言語中枢（Wernicke野）の2つに分かれます．言語中枢は右利きの場合は左にあります．

運動性言語中枢（Broca野）

　運動性言語中枢は先ほど述べたように前頭葉の下にあります．運動性言語中枢が障害されると運動性失語になります．理解はできるのですが，言いたいことが言えず，話すこともできません．

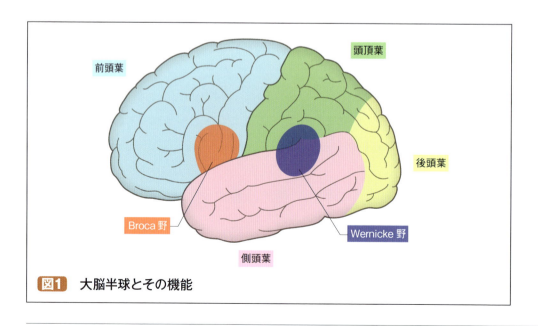

図1　大脳半球とその機能

感覚性言語中枢（Wernicke野）

　感覚性言語中枢は側頭葉の上にあります．ここが障害されると感覚性失語になり，人の話が理解できません．運動性言語中枢は大丈夫なのですが，理解ができないのでしゃべっている内容は支離滅裂です．話が混乱を示す失語を感覚性失語といいます．

失語の種類

> ▶▶▶ 知っておきたいこと！
> - 言語中枢が障害されると失語になる
> - 運動性失語，感覚性失語，全失語がある

　失語は，運動性失語（Broca失語），感覚性失語（Wernicke失語），伝導失語，全失語，失名辞失語・健忘失語，超皮質性運動失語，超皮質性感覚失語，超皮質性混合型失語の8つのタイプに分類することができます（図2）が，臨床的に重要なのは運動性失語（Broca失語）と感覚性失語（Wernicke失語）です．

運動性失語（Broca 失語）

　運動性言語中枢が障害されると運動性失語になります．理解はできるのですが，言いたいことが言えず，話すこともできません．

感覚性失語（Wernicke 失語）

　感覚性言語中枢が障害されると感覚性失語になります．人の話が理解できません．そのため，話の内容は支離滅裂です．

伝導性失語

　伝導性失語は，運動性言語中枢と感覚性言語中枢の間の連絡部分が障害されているもので，会話は普通にできるのですが，何かの言葉を繰り返してくださいと言ったときにその

- 運動性言語中枢：Broca　● 感覚性言語中枢：Wernicke

言葉を繰り返すことだけができません．例えば，「おはようございます」と言ってください と言われても「おはようございます」と言うことができません．

全失語

　全失語は，運動性言語中枢，感覚性言語中枢がすべて障害されることで起こります．運動性言語中枢と感覚性言語中枢は少し離れていますが，シルビウス裂の上と下なので，一緒に障害されることがあります．例えば，中大脳動脈が詰まってしまった場合に，広い側頭葉から前頭葉まで大きな脳梗塞が左に起きたりすると全失語になります．また，全失語の場合は書字，読書も障害されることが多く，筆談も困難となります．

失名辞失語，健忘失語

　言いたい言葉を思い出すことができません．そのため，話が回りくどくなったり，「これ」「それ」「あれ」などの指示代名詞を言うことが多くなります．

超皮質性運動失語

　話そうという意欲が失われ，自分から何かをあまり話さなくなります．復唱と理解はできます．

超皮質性感覚失語

　流暢に話すことはできるのですが，言葉数は多くありません．また，相手の話を理解することができません．言い間違えることが多くなります．復唱はできます．

超皮質性混合型失語

　復唱はできますが，自分の理解したことや判断したことを伝えることができません．そのため，オウム返しがみられます．

	発話の流暢性	言語理解	復唱
運動性失語 （Broca失語）	非流暢 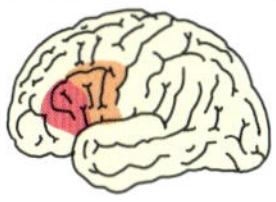	できる	できない
感覚性失語 （Wernicke失語）	流暢 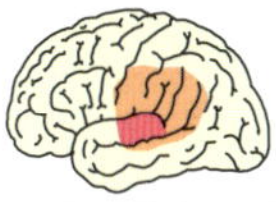	できない	できない
伝導性失語	流暢 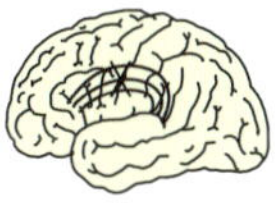	できる	できない
全失語	非流暢	できない	できない

	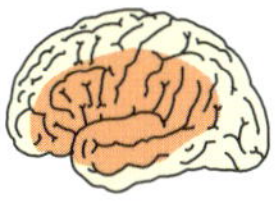 発話の流暢性	言語理解	復唱
失名辞失語・健忘失語	流暢 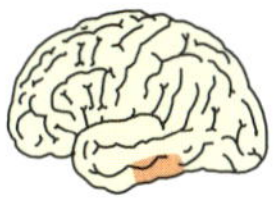	できる	できる
超皮質性運動失語	非流暢 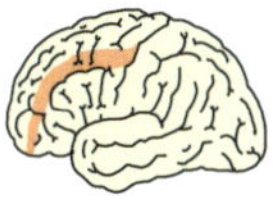	できる	できる
超皮質性感覚失語	流暢 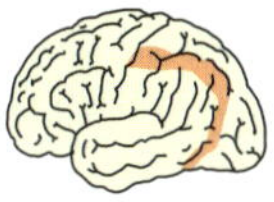	できない	できる
超皮質性混合型失語	非流暢 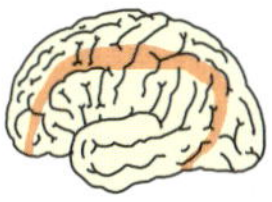	できない	できる

図2 失語の分類と主な症状

③ 構音障害，構語障害

構音障害（構語障害）とは

▶▶▶ 知っておきたいこと！
- 構音障害（構語障害）では呂律が回らない
- 原因は球麻痺，仮性球麻痺，小脳・錐体外路の障害，筋肉の障害

　構音障害（構語障害）は，言葉の障害ではなくて，発声の問題で呂律が回らない状態です．呂律が回らない原因は①〜④の4つあります．

①脳幹の麻痺

　脳幹のことを球といい，脳幹が障害されると球麻痺（bulbar palsy）といいますが，球麻痺のとき，具体的には舌咽神経，舌下神経が麻痺すると喉，あるいは舌の動きが悪くなって，声がうまく出せず呂律が回りません．

②両側大脳の障害

　脳幹は大丈夫ですが，両側大脳が障害されると同じように構音障害になります．球は大丈夫だけど球麻痺とよく似た症状なので仮性球麻痺（pseudobulbar palsy）といいます．脳幹が大丈夫でも，大脳の脳梗塞や脳出血で仮性球麻痺になることがあり，これは両側が障害された場合によくあります．片側の場合はあまりありません．

③小脳や錐体外路の障害

　失調性の構音障害は小脳や錐体外路の障害で起きます．運動そのものは大丈夫ですが，小脳や錐体外路が障害されると運動失調により言葉がスムーズに出ません．

- 球麻痺：bulbar palsy
- 仮性球麻痺：pseudobulbar palsy

④筋肉の障害

　筋肉そのものの障害です．重症筋無力症などでしゃべる顔面や咽頭の筋肉が障害されると，言葉がうまく話せません．

4 嚥下

嚥下運動とは

▶▶▶ 知っておきたいこと!

- 口の中に食べ物を入れ,舌から喉に送り,気道に入らないように食道に送る一連の運動が嚥下運動
- 嚥下障害を起こした人は構音障害も起こしていることが多い

　口の中に食べ物を入れて,舌から喉に送って,そこから気道に入らないで食道に送るという一連の運動を嚥下運動といいます.

　食物を知覚してそれを運ぶ嚥下反射の中枢は延髄にあります.口の中の知覚は三叉神経(Ⅴ)や舌咽神経(Ⅸ)です.喉は迷走神経(Ⅹ),舌下神経(Ⅻ)になります.嚥下運動がうまくいかないと嚥下障害になります.そうすると,食物が食道に入らずに気道に入ってしまい誤嚥します.その原因は,先ほどの構音障害と同じで,球麻痺と仮性球麻痺,筋肉の障害です.

　球麻痺は舌咽神経,迷走神経,舌下神経の疾患が原因で生じます.これらは下位脳神経なので主に延髄の障害で嚥下障害になります.嚥下障害を起こした人の中には構音障害も起こしている人が多く含まれます.仮性球麻痺は大脳の障害で嚥下障害になります.仮性球麻痺の場合はリハビリテーションで回復することも多くあります.

5 失行

失行とは

▶▶▶ 知っておきたいこと！
- 物は認識できるが使用できない
- 認識の問題ではなく高次脳機能障害

　失行（図3）は頭頂葉の障害や認知症で多く，物の認識はできるのですが，使用することができません．例えば，歯ブラシだということはわかりますが，どうやって使ったらいいのかがわからないのです．ですから，認識の問題ではなくて，それをうまく動かすことができない，いわゆる高次脳機能障害です．

着衣失行

　着衣失行は着替えができません．服は認識できても，どうやって腕を通したらいいのか，どうやって身体に合わせたらいいのかがわかりません．

構成失行

　構成失行は，立体的な絵が描けない，積み木ができないなど，立体構成ができません．これは目や手足の筋肉・感覚には問題ないですが，それを判断して動かすことができません．頭頂葉の障害で，認知症の場合によくみられます．

　高齢者で失行があれば認知症を疑いますが，もちろん脳卒中でも頭頂葉が障害されれば失行が出ます．

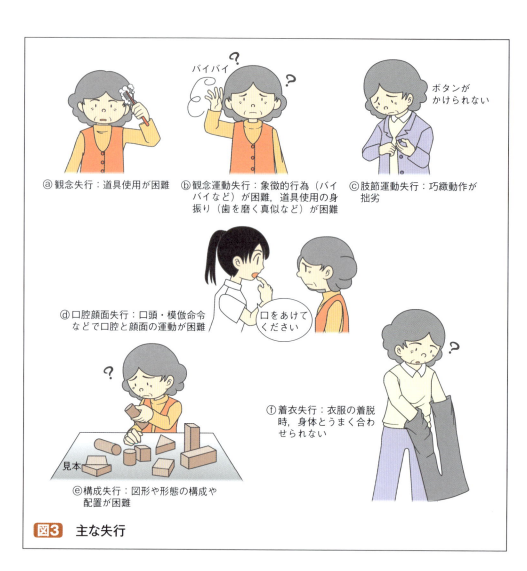

図3 主な失行

6 失認

失認とは

>>> 知っておきたいこと！
- ●受け取った情報を理解できない障害
- ●視覚失認，聴覚失認，身体失認，病態失認などがある

失認は，情報は入りますが，その情報が理解できない頭頂葉の障害です．

視覚失認

視覚失認は，見えてはいますが，それを理解できません．

聴覚失認

聴覚失認は，聞こえていますが，音を理解できません．

半側空間失認（無視）

半側空間失認は，視野の半分を無視するものです．例えば，右側にカレー，左側にライスを置いたとすると，右側のカレーだけ食べてライスを残します．

身体失認

身体失認は自分の体を認識しません．

病態失認

病態失認は，自分が病気であるということを認識しません．身体失認，病態失認はよく似ています．

左右失認

左右失認は右と左がわかりません．

Gerstman 症候群

　Gerstman症候群では，失算，失書，左右失認，指失認が多くみられます．これはWernicke言語中枢のそば，頭頂葉と側頭葉の境界の障害で，感覚性失語とGerstman症候群は合併しやすいです．画像を見て疑いがあれば，失算，失書，左右失認，指失認がないか確認してください．すべてが揃う必要はありません．

7 呼吸障害

呼吸障害の特徴

▶▶▶ 知っておきたいこと！
- 呼吸障害には，中枢性と末梢性がある
- 中枢性の呼吸障害で一番症状が軽いのがCheyne-Stokes呼吸（過呼吸と無呼吸を繰り返す）

　呼吸中枢は延髄，橋にあります．血中の二酸化炭素（CO_2）分圧を感知して，CO_2を適正に保つように呼吸をしています．それができなくなった状態が呼吸障害です（表4）．

　呼吸障害には，中枢性と末梢性があります．中枢性の呼吸障害は，脳幹の障害で呼吸がうまくできない状態です．末梢性の呼吸障害は，横隔膜神経や呼吸筋そのものの障害で呼吸ができないものですが，脳神経外科ではあまりみられません．また，肺炎や肺塞栓などの上気道や血管の閉塞でも呼吸障害は起こります．

　中枢性の呼吸障害を症状の軽いものからあげていくと，一番軽いのはCheyne-Stokes呼吸で，次が中枢性過呼吸，失調性呼吸，最も重いものが無呼吸となり，脳疾患ではこの順番で悪化します．

Cheyne-Stokes呼吸

　中枢性の呼吸障害に一つにCheyne-Stokes呼吸があります．これは過呼吸と無呼吸を繰り返す呼吸で，過呼吸のときにCO_2が飛んで，今度は無呼吸になります．無呼吸がしばらく続くとCO_2濃度が上がってきて，再び過呼吸になります．正常な人はCO_2濃度を一定に保つように調節しながら呼吸をしていますが，その調節が大雑把になって，過呼吸と無呼吸を繰り返します．Cheyne-Stokes呼吸は中枢性呼吸障害の中で最も軽いものです．

中枢性過呼吸

　中枢性過呼吸は，中脳，橋が障害されて，CO_2濃度に関係なく過呼吸が続きます．そのため，CO_2濃度は下がります．

失調性呼吸

失調性呼吸は，延髄の障害で，呼吸が不規則になって，さらに進行すると無呼吸になるものです．

●ビオー呼吸

無呼吸と深呼吸を繰り返すもので，髄膜炎などでみられます．

●クスマウル大呼吸

異常な深呼吸で糖尿病性アシドーシスや尿毒症でみられます．

表4 意識障害時の異常呼吸

過換気			
異常呼吸	中枢性反射性過呼吸	原発性呼吸性アルカローシス（＋代謝性アシドーシス）による過換気	代謝性アシドーシスによる過換気（クスマウル大呼吸）
病巣部位	視床下部－中脳－橋上部の病変神経原性肺浮腫	肝性昏睡，敗血症，サリチル酸中毒	糖尿病性ケトアシドーシス，高浸透圧高血糖非ケトン性昏睡，尿毒症，メチルアルコール中毒
低換気			
異常呼吸	中枢性肺胞性低換気	呼吸性アシドーシスによる低換気（肺不全）	先天性中枢性肺胞低換気症候群
病巣部位	延髄の病変，モルヒネ，バルビタール中毒	慢性肺疾患，神経筋疾患	延髄－脊髄上部の病変
不規則呼吸			
異常呼吸	Cheyne-Stokes呼吸	短い周期のCheyne-Stokes呼吸	持続性吸息呼吸
病巣部位	両側大脳半球・間脳の病変（両側性脳梗塞），代謝性脳症，高血圧性脳症，尿毒症，脳低酸素症を生じる高度の心不全など	脳幹被蓋の病変，頭蓋内圧の高度亢進，後頭蓋窩の占拠性病変（小脳出血など）	橋中部－延髄上部被蓋の病変（脳底動脈閉塞による橋梗塞），低血糖，無酸素症，重症髄膜炎
異常呼吸	群発呼吸	失調性呼吸	ビオー呼吸
病巣部位	橋下部－延髄上部被蓋の病変	延髄背内側網様体の病変	髄膜炎，脳炎の末期

(和平正子：脳神経疾患の看護．急性・重症患者ケア 3(2)：335, 2014より引用)

8 頭蓋内圧(脳圧)

頭蓋内圧とは

▶▶▶ 知っておきたいこと!
- 頭蓋内圧の正常値は5〜20cmH$_2$O
- 正常値を超えると頭痛や嘔吐の症状が現れ,視力も落ちる

　頭蓋骨の中は狭い空間です.骨に囲まれた空間なので,圧力がおおよそ一定になっています.正常の頭蓋内圧(intracranial pressure:ICP)は5〜20cmH$_2$Oです.頭蓋内圧は脳圧とも呼ばれます.

　頭蓋内には脳と,動脈・静脈の中にある血液と,髄液の3つしかありません.どれかが増えるとほかが減少して圧力を一定に保とうとする代償機構が働きます.ですから,脳梗塞,脳腫瘍,脳出血などで脳が腫れると髄液や血液を減らして頭蓋内圧を一定に保とうとする働きが起こります.

　ところが,頭蓋内圧の正常な数値を超えてしまうと頭蓋内圧亢進になります.頭蓋内圧亢進になると,まず頭痛,嘔吐の症状が現れます.そして,うっ血乳頭によって視力が落ちます.子どもの水頭症の場合,うっ血乳頭による視力低下で初めて頭蓋内圧亢進がわかることもあります.

　また,頭蓋内圧が上がると,一般的に血圧が上がり,脈拍数は落ちます.脳が腫れたりして頭蓋内圧が上がると,その圧力に対抗して動脈血を頭蓋内に送るために血圧を上げなければいけません.頭蓋内圧が正常のときは120mmHgの血圧でよいのですが,頭蓋内圧が30〜40cmH$_2$Oになったら血圧を160〜170mmHgにしないと脳に動脈血を通して酸素を送ることができません.血圧が上がり,脈拍数も上がってしまうと,血液が足りないので,今度は脈拍数が下がり徐脈になります.全体の脳血流は脈拍と血圧の掛け算になりますので,脳血流は一定か,むしろ少し下がります.

　血圧の単位は水銀柱(Hg)で,頭蓋内圧は水柱(H$_2$O)で異なります.

- 頭蓋内圧:intracranial pressure:ICP

⑨ 髄膜刺激症状

髄膜刺激症状とは

▶▶▶ 知っておきたいこと！
- 髄膜刺激症状があれば，髄膜炎やくも膜下出血を疑う
- 項部硬直，ケルニッヒ徴候，ブルジンスキー徴候でスクリーニングする

　髄膜刺激症状は，髄膜に炎症や出血を起こしたときに現れる症状です．髄膜刺激症状があれば，髄膜炎やくも膜下出血を疑います．

　髄膜刺激症状として，頭痛や悪心・嘔吐など患者の自覚症状のほか，項部硬直（頸部が固くなっているため，頭部を前屈できない．前屈すると痛みがある），ケルニッヒ徴候（仰臥位の状態で膝が伸ばせず，痛みがある），ブルジンスキー徴候（首を曲げようとすると膝が曲がる）があります（図4）．

　項部硬直やケルニッヒ徴候，ブルジンスキー徴候は髄膜刺激症状のスクリーニング検査法です．

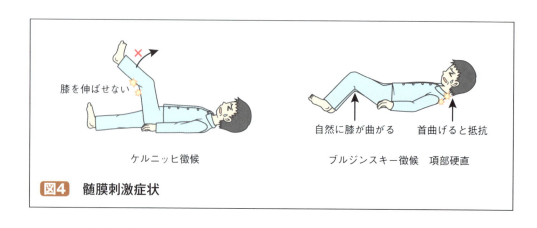

図4　髄膜刺激症状

10 頭痛

頭痛の分類

▶▶▶ 知っておきたいこと!
- 一次性頭痛は器質的原因がない頭痛
- 二次性頭痛は他の疾患が原因の頭痛

頭痛は大きく一次性頭痛と二次性頭痛にわけられます．一次性頭痛は器質的原因がない頭痛で，二次性頭痛は他の疾患が原因となって起こる頭痛です．

国際頭痛分類では表5のように頭痛を分類しています．

表5 頭痛の分類

第1部：一次性頭痛
1. 片頭痛
2. 緊張型頭痛
3. 群発頭痛およびその他の三叉神経・自律神経性頭痛
4. その他の一次性頭痛

第2部：二次性頭痛
5. 頭頸部外傷による頭痛
6. 頭頸部血管障害による頭痛
7. 非血管性頭蓋内疾患による頭痛
8. 物質またはその離脱による頭痛
9. 感染による頭痛
10. ホメオスタシスの障害による頭痛
11. 頭蓋骨，頭，眼，耳，鼻，副鼻腔，歯，口あるいはその他の顔面・頭蓋の構成組織の障害に起因する頭痛あるいは顔面痛
12. 精神疾患による頭痛

第3部：頭部神経痛，中枢性・一次性顔面痛およびその他の頭痛
13. 頭部神経痛および中枢性顔面痛
14. その他の頭痛，頭部神経痛，中枢性あるいは原発性顔面痛

一次性頭痛（機能性頭痛）

▶▶▶ **知っておきたいこと！**

- 片頭痛は若い女性に多い
- 女性の場合，薬を投与する前に妊娠の有無を確認
- 鎮痛薬は，副作用を避けるため，週に1回1錠を目安にする

　一次性頭痛（機能性頭痛ともいいます）は，頭蓋内に脳卒中や脳腫瘍などの疾患がなくても起きる頭痛です．片頭痛，緊張型頭痛，三叉神経・自律神経性頭痛（trigeminal autonomic cephalalgias：TACs）などが一次性頭痛に分類されています．

片頭痛

　片頭痛は体質的なものです．家族歴や遺伝歴があることが多く，若い女性に多いです．日本人の7％，欧米人の20％くらいが片頭痛といわれています．嘔気，光音臭過敏（まぶしいところが苦手，うるさいのが苦手，強いにおいが苦手）があります．炎天下や香水のにおいによって頭痛を起こします．

　前兆があることもあります．閃輝暗点（ピカピカ光って黒い点が見える），視野異常（物がゆがんで見えたり，見えにくくなったり），ひどい場合は片麻痺が前兆になることもあります．前兆は，頭痛の前に起きます．前兆が1回よくなるころに拍動性の頭痛が起きるわけです．

　治療薬としてはトリプタンという特効薬があります．予防薬も多数あります．ただし，中には妊娠中は使用できない薬もありますから，妊娠の有無やその可能性を確認してください．

緊張型頭痛

　緊張型頭痛は，ストレスによる一般的な頭痛です．片頭痛のほうがつらいので，病院にかかる頭痛の多くは片頭痛です．ただ，緊張型頭痛のほうが頻度としては一般的です．我慢できるので，緊張型頭痛では病院に来ないことが多いです．

　片頭痛は若い女性に多いですが，緊張型頭痛はあまり年齢や性別は関係ありません．寝込んだり，嘔吐したりすることもありません．両側の場合が多いのですが，片側のことも

●三叉神経・自律神経性頭痛：trigeminal autonomic cephalalgias：TACs

あります．頻度が少なければNSAIDsのロキソニン®などの鎮痛薬を使用してもかまいませんが，鎮痛薬は副作用がありますので多用はよくありません．緊張型頭痛で痛みが強ければ，予防的に漢方薬などを飲む場合もあります．

薬物乱用頭痛

　薬物乱用頭痛は，鎮痛薬などを大量に飲み続けることによって起こる頭痛です．鎮痛薬を飲み続けると頭の中の痛覚抑制神経（痛みを抑える神経）や，痛覚を抑制する物質（内因性オピオイド）がさぼって，かえって痛みに敏感になってしまうのです．週に1回1錠程度なら問題ありませんが，それ以上服用すると薬物乱用頭痛を起こす可能性があります．また，鎮痛薬を多量に服用すると，長期の副作用である胃潰瘍や肝機能障害，腎機能障害，妊娠・出産の障害などになることがありますので，鎮痛薬はなるべく飲まないようにしたほうがいいでしょう．

三叉神経・自律神経性頭痛

　三叉神経・自律神経性頭痛は，自律神経症状を伴う頭痛です．代表的なものが群発頭痛（cluster headache）です．これは男性に多い激しい頭痛で，片側です．自律神経症状として涙，鼻水を伴います．誘因としては飲酒，喫煙，空腹，満腹でもなります．比較的中年に多くみられます．

　群発頭痛は激しい頭痛です．そのため，安静にしていられません．片頭痛は寝込む頭痛，緊張型頭痛は我慢できる頭痛，群発頭痛は激しすぎてのたうち回る頭痛です．しかし，数時間で頭痛は治まります．群発という意味は，1年間の間に1ヵ月か2ヵ月だけ群発地震のように頭痛が集中するからです．毎日のように頭痛が起きます．原因はまだわかっていませんが，セロトニンやヒスタミンが関与しているといわれています．片頭痛もセロトニンが関与しているといわれていますが，まだ明らかになっていません．

●群発頭痛：cluster headache

二次性頭痛（器質性頭痛）

▶▶▶ 知っておきたいこと！
- 頭痛を訴える患者は，脳出血や脳梗塞の可能性は少ない
- 脳梗塞の予防薬が頭痛をもたらすこともある

　二次性頭痛（器質性頭痛）は，脳に病気があって起きる頭痛です．国際頭痛分類では，頭頸部の外傷や血管障害，感染，顔面・頭蓋の構成組織の障害，精神疾患などによる頭痛を二次性頭痛としています．

頭頸部外傷，頭頸部血管障害

　代表的な二次性頭痛として，脳腫瘍，髄膜炎，外傷，くも膜下出血，動脈解離（出血しなくても動脈が裂けると痛みがあります）があげられます．

　可逆性脳血管攣縮症候群（reversible cerebral vasoconstriction syndrome：RCVS）は，ここ5〜10年で注目されている病態で，「可逆性」なので元に戻ります．脳血管攣縮（vasospasm）が起きますが，最初は頭痛だけで発症して，遅れてスパズムが現れます．ですから，スパズムが確認できなければ可逆性脳血管攣縮症候群ではありません．放っておけば治ることが多いのですが，脳出血や脳梗塞を合併して，後遺症が残ることもあります．病態はまだよくわかっていませんが，自律神経が関与していると考えられています．

脳内出血，脳梗塞

　脳内出血や脳梗塞では，頭痛はほとんどありません．頭が痛いと言って病院に来る患者に脳出血，脳梗塞の人はほとんどいません．なぜなら，脳内出血や脳梗塞の重傷患者は，頭蓋内圧が上がって意識が悪くなったり，片麻痺で搬送されて来ることが多いからです．頭が痛くて脳卒中を心配して外来に来る患者はたくさんいますが，そのほとんどの場合は脳卒中ではありません．頭痛を訴える場合，脳腫瘍や髄膜炎であることは稀にありますが，多くは片頭痛や緊張型頭痛で，脳内出血や脳梗塞の可能性は少ないといえます．

- 可逆性脳血管攣縮症候群：reversible cerebral vasoconstriction syndrome：RCVS　　● 血管攣縮：vasospasm

緑内障，中耳炎，蓄膿症

　頭が痛くなる原因としては，目（緑内障），耳（中耳炎），鼻（蓄膿症）が関係しているものがあります．蓄膿症で頭が痛くなることはよくあります．首の頸椎症，顔面の病気，うつ病でも頭痛になることがあります．また，風邪などの感染症や敗血症でも頭が痛くなります．

薬物，CO，CO_2，気圧など

　シロスタゾール（プレタール®）という脳梗塞の予防薬は，血管が拡張するため頭が痛くなることがあります．また，一酸化炭素（CO）中毒，二酸化炭素（CO_2），高山病（高い山に登って気圧が下がって，酸素濃度も下がる）や潜水病（急激に気圧が上がる）で頭が痛くなることもあります．

Part3 検査

① 頭部放射線検査の種類

検査の種類と特徴

▶▶▶ 知っておきたいこと!

頭部放射線検査の選択
- 単純X線：骨のみ
- CT：救急でファーストチョイス
- 造影CT：血管や腫瘍の評価
- MRI：より詳細な検査

単純X線撮影

　検査といえばX線撮影を思い浮かべる人が多いでしょう．よく行われる胸部や腹部の単純X線撮影では，肺や心臓の大きさがわかるので，心不全や肺炎は胸部X線撮影で診断できます（図1）．しかし，頭部単純X線撮影は骨しか見えないため，ほとんど検査の役に立ち

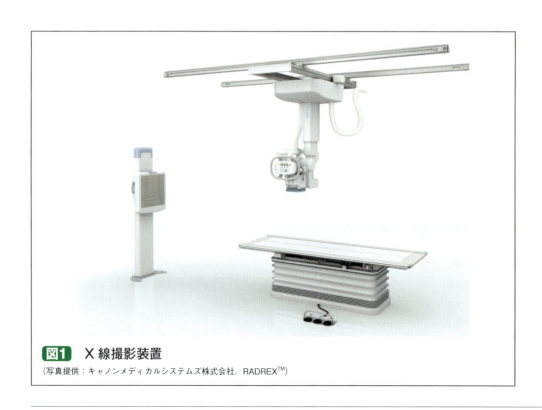

図1　X線撮影装置
（写真提供：キヤノンメディカルシステムズ株式会社．RADREX™）

ません．トルコ鞍（脳下垂体直下の骨性部）を見るのに有用で，頭蓋骨側面の単純頭部X線でトルコ鞍が大きくなっていれば下垂体腫瘍が疑われます．

CT（computed tomography）

　脳神経の救急では，CTがファーストチョイスです．脳卒中，頭部外傷など脳神経や脳の病気が疑われるときは，まずCTを撮ります．

　CTは，大きな輪の形をしたガントリと呼ばれる部分にはX線を放射する管球があります．この管球がガントリの中を連続して回転することで撮影を行います．

　最近のヘリカルCTとよばれるものは非常に短時間（10秒程度）で全脳を撮ることができます（図2）．管球がガントリの中を螺旋状に連続して回転することで短時間の撮影を可能にしました．以前は，頭部CTに1分程度時間がかかっていたので，不穏や意識障害の患者，安静にできない子どもといった1分間の安静が保てない人には鎮静が必要な場合もありました．10秒であれば不穏の患者さんや子どもでも鎮静なしにCT撮影が可能です．

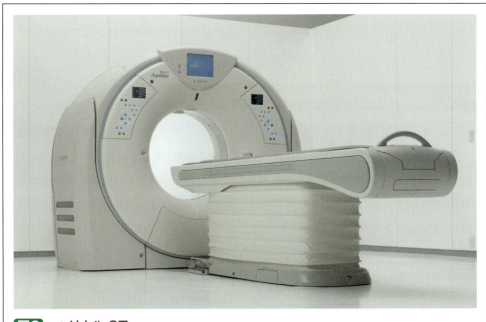

図2　ヘリカルCT
（写真提供：キヤノンメディカルシステムズ株式会社．Aquilion™ Prime SP）

●CT：computed tomography

CT の特徴

　CTで撮影できる画像は1種類だけです．MRIはT1，T2，FLAIR，diffusionなど多種類の画像が撮れます．画像が1種類だけのCTは読影が容易です．出血部分がわかりやすく，急性期の脳内出血では白くなります．一方，MRIはさまざまな撮り方があるので，撮り方によって出血の見え方が変わります（出血の超急性期，急性期，慢性期で出血の色が変わります）．CTの場合は，基本的に急性期の出血は白，古くなれば黒になります．

　脳卒中，脳頭部外傷，神経救急では，頭部CTがファーストチョイスになります．早く撮影できて結果がすぐに出て，出血がわかりやすいからです．

造影CT

　CT検査には，造影剤を使わない単純CT検査と造影剤を使う（静脈に注射）造影CT検査があります．血管病変や腫瘍が疑われた場合，造影CTになります．頭部は造影剤を使わない単純CTが基本ですが，胸部や腹部は造影CTが基本です．しかし，意識障害や全身の外傷で運ばれて来た人で頭から胸，腹までCTを撮る必要があるときは，まず頭部を単純CTで撮って，頭部の後に胸部・腹部を造影CTで撮らなければいけません．なぜかというと，胸部・腹部の造影CTを先に撮ってしまうと，頭部も造影CTになってしまうからです．造影されると血流のよいところが白くなるので，脳出血を見逃がす可能性があります．

MRI（magnetic resonance imaging）

　MRIは，磁石の力で断層写真を撮ります（図3）．CTと比べ，MRIのほうが空間解像度が高く，濃度分解能（濃い・薄いの差）がわかります．また，放射線被曝もありません．しかし，CTに比べてMRIは検査時間が長いため，安静にできない人，子ども，呼吸が安定しない人にはMRIが使用できません．どうしても撮る必要がある場合は，鎮静するか，人工呼吸器をつけたまま撮りますが，非常に難しいです．

　MRIとCTの救急の場合の使い分けは，まずCTを撮って，さらに精密検査をしたい場合はMRIを考慮するということになります．

●MRI：magnetic resonance imaging

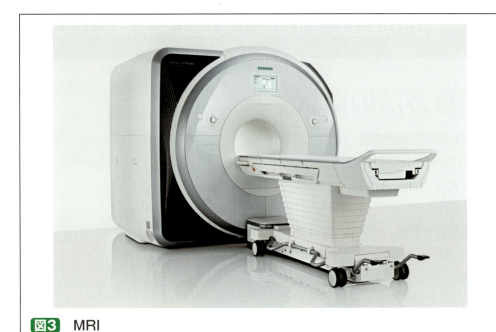
図3 MRI
(写真提供:シーメンスヘルスケア株式会社,MAGNETOM Prisma)

② 脊髄放射線検査の選択

検査方法の選択

▶▶▶ 知っておきたいこと!

脊髄放射線検査の選択
- X線：変形，骨折，椎間板変性の診断が可能
  - ・脊椎病変が多く，X線がファーストチョイス
- MRI：脊髄，椎間板，髄液腔すべて見ることができる
  - ・精査，加療前後に必要
- CT, Myelo CT
  - ・脊髄の評価としてはMRIに代わりつつある
  - ・全身外傷時に全身CTとして撮像することはある

単純X線撮影

手足のしびれ，歩行障害，あるいは背中の痛みや腰痛の症状があり，脊髄の病変が疑わ

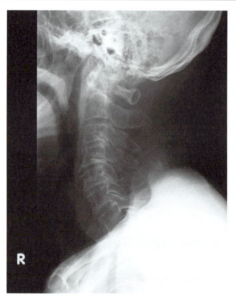

図4 頸椎X線撮影（側画像）

れる場合，まず単純X線で骨を見ます（図4）．単純X線で骨の変形（変形性頸椎症，変形性腰椎症，椎間板ヘルニア），外傷（骨折，脱臼，すべり）などがないかを検査します．

しかし，X線では骨しか見ることができません．つまり，神経は見えませんし，椎間板そのものも見えません．椎間板は骨と骨の間である軟部組織です．その椎間板が潰れれば，椎間板のスペースが狭くなります（disc space narrowingといいます）．椎間板が潰れている場合は，椎間板ヘルニアを起こしているかもしれないという推測ができます．椎間板そのものはMRIを撮らないと見ることはできません．

MRI

脊髄の病変が疑われる場合は，まずは，頸椎，腰椎，胸椎など必要なところの骨のX線を撮ります．骨が正常であれば，神経の病変の可能性を考えます．骨に病変があれば，それは変形性頸椎症，変形性腰椎症，椎間板ヘルニアの可能性が高いので，必要に応じてMRIを追加します．MRIは，骨も見ることができますし，神経，椎間板，髄液腔もすべて見ることができます（図5）．ただ，検査時間が長く，安静も必要になります．

CTやMRIを撮る際に，ヘアピン，ピアス，補聴器，眼鏡，入れ歯などの金属などを身に付けているとアーチファクト（偽の異常所見）が現れますので外せるものはすべて外します．

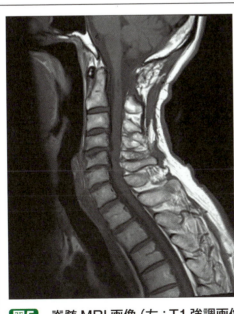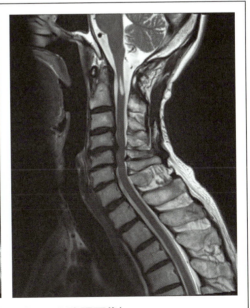

図5 脊髄MRI画像（左：T1強調画像，右：T2強調画像）

CT, Myelo CT

　以前は腰椎穿刺をして造影剤を硬膜下腔に入れるMyelo CTを行っていました．しかし，MRIは造影剤も不要で，放射線被曝もないので，Myelo CTやCTは撮る機会が減っています．神経そのもの，脊髄そのものは非常に細く，解像度の問題もあって，CTではあまりよくわかりません．ですから解像度のよいMRIのほうが，髄内病変にはいいのです．

3 各種検査の特徴

CT

> ▶▶▶ 知っておきたいこと！
> - 撮影する際は，ヘアピン，ピアス，入れ歯などのアーチファクトを引くものはすべて外す
> - CTは放射線被曝するので妊婦には禁忌

　CTはX線を360度方向から撮像して，画像を再構成するものです．撮影する際は，ヘアピン，ピアス，入れ歯，補聴器，メガネなどのアーチファクトを引くものはすべて外します．歯のインプラント，歯の矯正金具は外れないので仕方ありません．

CTの禁忌

　CTは放射線被曝するので妊婦には禁忌です．1回腹部・骨盤CTを撮れば，胎児に奇形が起きる可能性のある被曝量になります．しかし，頭部のCTを撮っても，胸・腹にほとんど被曝はないので，意識が悪くて頭部の病変が疑われる緊急の場合に，妊娠の確認をする必要はないということです．

　外来などで妊娠の可能性がある人が来た場合は，CTを撮るかどうかはまず本人と相談します．相談の結果，患者がどうしてもCTで確認したいという場合は，尿の妊娠反応をみれば，妊娠しているかどうかはわかります．

造影CT

▶▶▶ **知っておきたいこと!**

- ヨード造影剤を静脈注射するCT
- ヨード造影剤を使うので，使う前にアレルギー歴，喘息の有無を確認する
- 腎機能が悪い人にはヨード造影剤を使わないか，使う量を減らす

　造影剤を入れるCTです（図6）．

　普通はヨード造影剤を静脈注射します．外来でもでき，入院の必要はありません．ヨード造影剤を使うので，使う前にアレルギー歴，喘息の有無を確認します．ただ，アレルギーは直後に現れるとは限りません．2〜3日後に遅れて現れることもあります．アレルギーの症状は，吐き気，発疹，血圧低下といったものです．もし，アレルギーが遅れて出てしまったら，必要に応じて適切なアレルギーの対症療法を行います．すぐにアレルギーが起きてしまった場合は，そのまま入院するかどうかを相談します．

　ヨード造影剤は，腎臓から排泄されます．ですから，ヨード造影剤を使う前に，腎機能のBUN，クレアチニンを測定する必要があります．腎機能が悪い人にはヨード造影剤を使わないか，使う量を減らします．しかし，使う量を減らすと造影効果は落ちてしまいます．

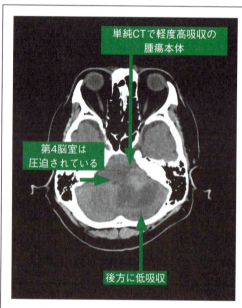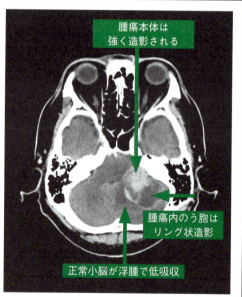

図6 脳腫瘍のCT画像（左：単純CT，右：造影CT）

腎機能が悪い患者に対しては，ヨード造影剤を使う必要があるのかどうかをよく考えて行う必要があります．他の検査でもよければ，そのほうがいいでしょう．

また，透析患者も腎機能がよくありません．ヨード造影剤を使ったら，身体の中にヨード造影剤が入ったままですが，透析をすればヨード造影剤が抜けます．透析の直前であればヨード造影剤を使っても問題ありません．例えば，火曜日の午後1時から透析をすることが決まっている人であれば，その直前，火曜日の午前中にヨード造影剤を使っても大丈夫です．

ヨード造影剤は量が入るので心不全の人も結構負担がかかります．あまりひどい心不全の場合は，ヨード造影剤を少な目にするか，使わないかを相談します．吐き気などもあるので，原則的には食止め，それから承諾書が必要です．

ビグアナイド系経口血糖降下剤（メトグルコ®）は，ヨード造影剤と併用すると乳酸アシドーシスという副作用が出る可能性があります．糖尿病の薬は中止すれば糖尿病は一時的には悪くなりますが，それは一過性なので，どうしてもヨード造影剤を使いたい場合は，この糖尿病薬を前後2日だけやめてもらいます．必ず起きる副作用ではないのですが，念のために中止したほうがいいということになっています．

造影CTは血流のいいものが造影されます．正常の脳は造影されません．血流がいいのは動脈・静脈です．それから血流のいい腫瘍は造影されます．血流のいい腫瘍は，悪性とは限りません．悪性度と造影の程度とは比例しません．ただ，Glioma（神経膠腫）の場合は，悪性のほうがよりよく造影されます．髄膜腫や下垂体腺腫などの良性腫瘍もよく造影されます．これらは血流がいいからです．

特殊なCT

▶▶▶ 知っておきたいこと！

- 3DCTAは造影剤を静脈注射．外来でもできる
- CTパーフュージョンは脳血流量を計算できる
- CT脳槽撮影では造影剤を髄注する

3DCTA

　3DCTAは，3次元的なCT血管造影です（図7）．造影剤を静脈注射するので，入院の必要はなく，外来でできます．3DCTAは血管を見る画像です．3Dなので，任意の方向から周りの動脈との関係，動脈瘤の大きさ，動脈が狭窄していないかどうかがわかります．ただ，3DCTAは静止画ですので，血流の速さなどはわかりません．後述しますが，MRAは造影剤を使わず，被曝もしません．だからMRAが一番簡単な，血管を見る画像です．

　3DCTAは，造影剤を使い，被曝もします．しかしMRAより細かいところまでよくわかるので，手術の前には撮ったほうがいいです．脳血管造影という選択もありますが，カテーテルを動脈の中に入れる検査なので，一番侵襲のある検査になります．

　MRAは無侵襲，被曝がなく，造影剤も入れません．3DCTAは，造影剤を静脈注射だからちょっとだけ侵襲がありますが，外来でもできます．脳血管造影はカテーテルを動脈の中に入れるので，最も侵襲があって入院が必要な検査になります．

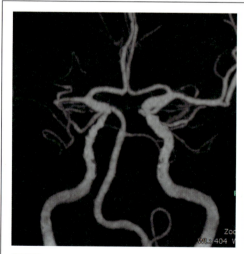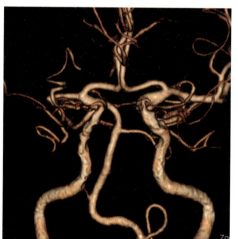

図7　3DCTA画像（Rt MCA stenosis）

CTパーフュージョン（perfusion CT），灌流CT

CTパーフュージョンは，造影剤を静脈注射し，連続的にCTを撮ることによって脳血流量（cerebral blood flow：CBF）を計算することができます（図8）．脳血流が乏しいところは脳梗塞になる危険が高いことがわかります．

CT脳槽撮影（CT cisternography）

CT脳槽撮影で使うのはヨード造影剤ですが，静脈注射（静注）ではなくて髄注です．くも膜下腔に入れるので，普通は腰椎穿刺です．

静注するヨード造影剤と，髄注するヨード造影剤は濃度が違います．必ず薬のラベルを確認してください．間違って静注用の造影剤を髄注したら医療事故になります．同じヨード造影剤でも，商品名も違うし，髄注用，静注用と書いてありますから，必ず髄注するときは髄注用の造影剤を使い，静注するときは静注用の造影剤を使ってください．

CT脳槽撮影は，髄液の流れを見るものです（図9）．髄注した6時間後，24時間後，48時間後にCTを撮ります．

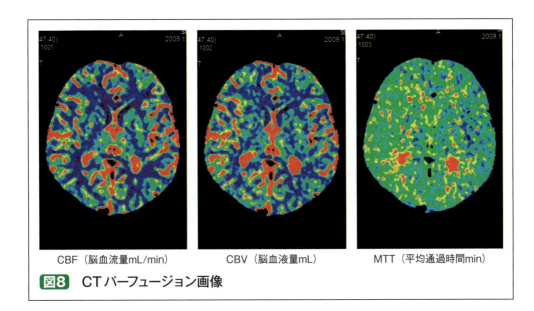

CBF（脳血流量mL/min）　　CBV（脳血液量mL）　　MTT（平均通過時間min）

図8 CTパーフュージョン画像

●脳血流量：cerebral blood flow：CBF　●CT脳槽撮影：CT cisternography

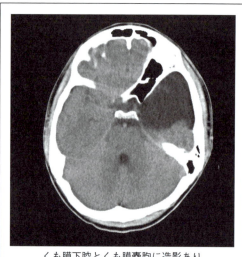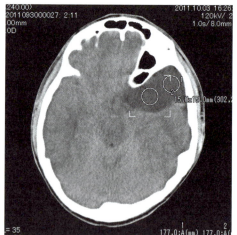

くも膜下腔とくも膜嚢胞に造影あり

図9 CT脳漕造影画像（左：造影前，右：CT脳漕造影）

MRI

▶▶▶ 知っておきたいこと！

- 金属，電子機器，MRI対応ではないストレッチャー，シリンジポンプ，携帯電話，ハサミなどはMRI室に持ち込まない
- MRIのほうがCTに比べて解像度が高く，微妙な変化がわかる
- 欠点は撮影時間が長いこと
- 造影MRIではアレルギー，喘息の既往歴を確認する

MRIの原理

　MRI（図10）は，水素原子を見ています．水素原子は各々自転していますが，その方向は異なります．しかし，患者がMRI（磁石の中）に入ると，その自転の方向が強制的に揃います．そこに自転方向を傾ける傾斜磁場を与えると，1回磁場が傾き，傾斜磁場をなくすと元に戻ります．その戻るまでの時間を緩和時間といい，それがT1やT2などの緩和時間ということです．

　身体の中の水素原子は，ほとんどが水（H_2O）に含まれています．すなわち，MRIは，ほとんど水の緩和時間を見ていることになります．ですから水のないところでは信号が出ません．

禁 忌

　MRIの禁忌は，以前はペースメーカーを装着している人でしたが，最近はMRI対応のペースメーカーが販売されています．

　それから，生体内に埋め込まれている金属の種類にも注意が必要です．現在はほとんどがチタン合金です．人工骨頭でも，頭のクリップでも，骨の固定のプレートでも，ほとんどがチタン合金が使用されています．チタン合金であれば，MRIを撮っても問題ありません．ただし，アーチファクトは多少引くということを頭に入れておきましょう．

　MRI室に持って行ってはいけないものがあります（表1）．それは，金属，電子機器，MRI対応ではないストレッチャー，シリンジポンプ，携帯電話，ハサミ，酸素ボンベです．どうしてもMR室に車椅子やストレッチャーを入れなければならない場合は，磁性体ではないものにしてください．MRI対応の車いすや磁性体ではないストレッチャーであれば，MRI室に持ち込むことができます．なぜ磁性体ではいけないかというと，磁性体は磁石に引っ張られてしまうからです．実際にハサミや酸素

表1　MRI室にもっていけないもの

- 金属
- 電子機器
- ストレッチャーや車いす（MRI対応ではないもの）
- シリンジポンプ
- 携帯電話
- ハサミ
- 酸素ボンベ

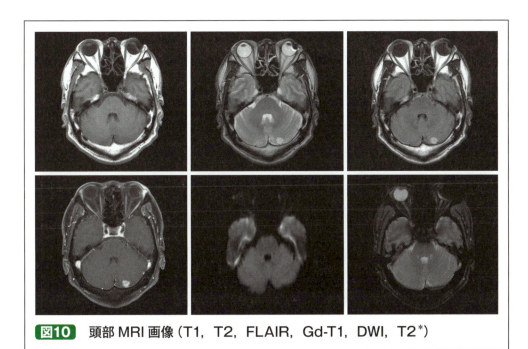

図10　頭部MRI画像（T1，T2，FLAIR，Gd-T1，DWI，T2*）

ボンベなどが磁石に引っ張られて飛んでしまい，事故が発生した事例があります．

MRIとCTの比較

●MRIのメリット（表2）

CTと比較すると，解像度はMRIのほうが高く，細部までよくわかります．また，MRIは濃度分解度が高いため，濃度の微妙な変化を把握することができます．さらに，MRIは放射線被曝がありませんから妊婦でも検査をすることが可能です．

MRIは，急性期脳梗塞の検出に優れる拡散強調画像（diffusion-weighted image：DWI）を撮ることができます．DWIで異常が見つかれば「急性期脳梗塞」の診断が確定します．DWIは脳卒中において必ず撮影する画像です．

また，MRIは造影剤を使わずに血管を見ることができるMRA（magnetic resonance angiography）という画像が撮影できます．それ以外にもfMRI（functional MRI），MRS（MR spectroscopy），DTI（diffusion tensor imaging），tractographyなど，いろいろな画像を被曝することなく撮ることができます．そのうえ，骨のアーチファクトがありません．

●MRIのデメリット（表2）

MRIの欠点は撮影時間が長いことです．MRIではT1強調画像，T2強調画像などいろいろな画像を撮るのですが，それぞれ10分前後かかります．頭部のさまざまな画像を撮影すると30分程度かかってしまいます．CTは先ほども述べたように緊急で撮る場合は10秒で終わります．CTのほうがすぐに結果が出て，読影も簡単です．

MRIはいろいろな画像を撮ることができる反面，画像によって出血の見え方がだいぶ違うため，読影は難しいです．また，ペースメーカーなど磁性体が埋め込まれている場合はMRIの撮影には制限があります．

表2 MRIのメリットとデメリット

メリット	デメリット
・細部までよくわかる ・被曝しない（妊婦，胎児も撮影可能） ・造影剤を使わず血管をみることができる（MRA）	・撮影時間が長い（約30分） ・読影が難しい ・磁性体が入っていると撮影制限

●拡散強調画像：diffusion-weighted image：DWI

造影MRI

　MRIでも造影剤を使う場合があります．MRIの造影剤はガドリニウム造影剤で，重金属です．それだけでは毒性があるので，それを加工して毒性をなくしています．

　CTのヨード造影剤と同じように，アレルギー，喘息の既往歴を確認します．CTの場合は腎機能障害では注意でしたが，MRIのガドリニウム造影剤は腎機能障害では禁忌となります．透析患者でも禁忌です．なぜなら，腎機能が悪い人にガドリニウム造影剤を注射すると死に至る可能性があるからです．腎性全身性線維症という重篤な病気になる可能性があります．

　ガドリニウム造影剤による吐き気はあまりみられませんが，検査前は原則食止めになります．検査の承諾書も必要です．

　造影MRIは血流のよい場所が造影されます．血流のよい正常な組織としては，正常の硬膜，脈絡叢，下垂体があります．正常の脳はCTでもMRIでも造影されません．腫瘍も同じです．血流豊富な腫瘍が造影されますが，悪性度とは比例しません．

MRA（MR angiography）

> ▶▶▶ 知っておきたいこと！
> ● MRAは被曝しない
> ● MRAは頭蓋内動脈や頸動脈を描出できる
> ● 脳ドックではMRIとMRAを撮る

　MRA（MR angiography）は，造影剤不要で，被曝せずに頭蓋内動脈や頸動脈を描出できます（**図11**）．簡便ではあるのですが，静止画で解像度が低いのであくまでスクリーニングとして用いられます．脳のMRIと脳のMRAを撮れば，頻度の多い脳梗塞，脳腫瘍，脳動脈瘤などがわかります．ですから，脳ドックではMRI，MRAを撮ります．

　MRAは，動脈だけを見ています．静脈性脳梗塞や静脈性血栓症などの脳の静脈の異常を疑う場合，静脈だけを見るMRV（MR venography）というものがあります（**図12**）．これも造影剤は不要で，被曝もありません．MRAとは撮り方が違うので，オーダーするときにMRA，MRVそれぞれオーダーする必要があります．

● MRA：MR angiography　● MRV：MR venography

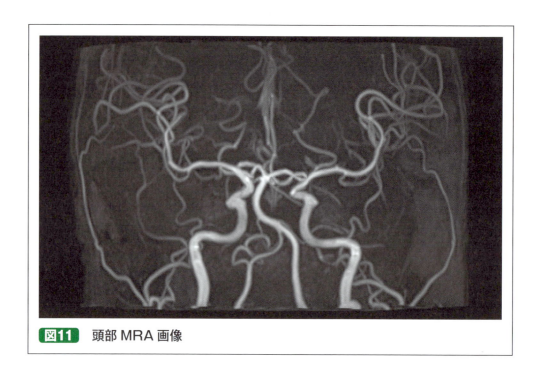

図11 頭部MRA画像

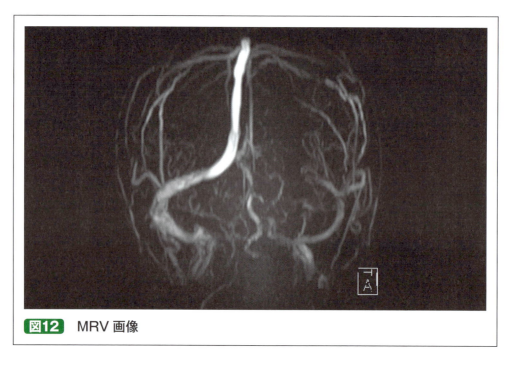

図12 MRV画像

脳血管造影

▶▶▶ 知っておきたいこと！

- ●脳血管造影は原則入院検査
- ●血管病変の確定診断，血管内治療の前に行う
- ●翌日まで安静
- ●ヨード造影剤承諾書が必要

　脳血管造影は，動脈を穿刺して，カテーテルを入れ，そこに造影剤を入れる検査ですので，原則として入院検査になります．局所麻酔で行います．血管病変の確定診断あるいは治療の前後，血管内治療の前に行う検査です（図13）．

　穿刺する場所は主に鼠径部か右腕です．鼠径部の場合は，あとでテープを貼るので剥がしたときに痛いのと，消毒をするので剃毛をしておきます．両側鼠径部に穿刺することもあるので，両側の鼠径部，大腿の膝くらいまで剃毛しておきます．

　鼠径部に穿刺した場合は，膝を曲げられないので翌日までは安静にします．腕の場合は圧迫して，翌日に圧迫解除になります．

　脳血管造影は，ヨード造影剤を使用します．CTと同様にヨード造影剤の承諾書が必要で

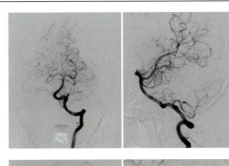
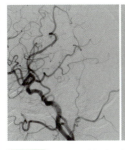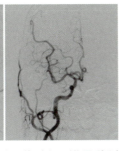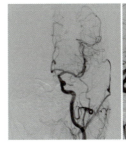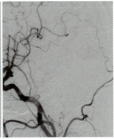

図13　脳血管造影画像（上：椎骨動脈，左下：右内頸動脈，右下：左内頸動脈）

す．カテーテルを動脈の中に入れる検査ですから，血管が傷つけば出血したり，血管が損傷して詰まったりしてしまうことがあり得ます．リスクが少しあるので，よくインフォームド・コンセント（informed consent：IC）行ったうえで，承諾書にサインしてもらいます．

核医学検査

▶▶▶ 知っておきたいこと！
- SPECTは妊婦や胎児は禁忌
- SPECTは脳血流，脳腫瘍の悪性度を見る
- RI cisternographyは水頭症の診断に有用
- RI cisternographyでの腰椎穿刺後は1時間程度の安静でよい

核医学検査はアイソトープ（トレーサーともいいます）を使う検査です．

SPECT（single photon emission CT）

SPECTは，ガンマ線（γ線）を放出するトレーサーを静脈注射します（図14）．トレー

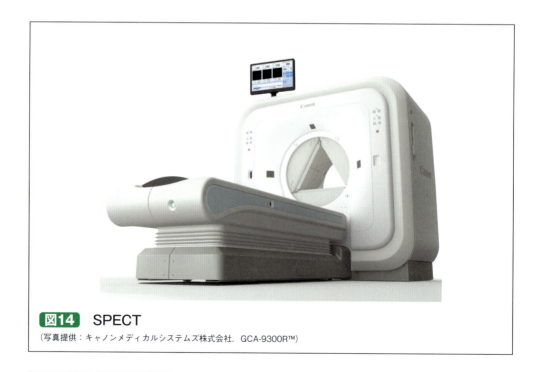

図14 SPECT
（写真提供：キヤノンメディカルシステムズ株式会社．GCA-9300R™）

●SPECT：single photon emission CT

サーからは放射能が出て全身に流れるので妊婦や胎児は原則として禁忌です．そのトレーサーが脳にいったところで撮像します．撮像時には被曝はありません．

SPECTでは，脳血流，脳腫瘍の場合は悪性度を見ます．解像度は悪いです．脳血流を見る場合は，テクネチウムECD（Tc-ECD），ヨードIMP（I-IMP）などのアイソトープ，脳腫瘍の場合はタリウム（Tl），テクネチウムMIBI（Tc-MIBI）といったアイソトープを使います（図15, 16）．

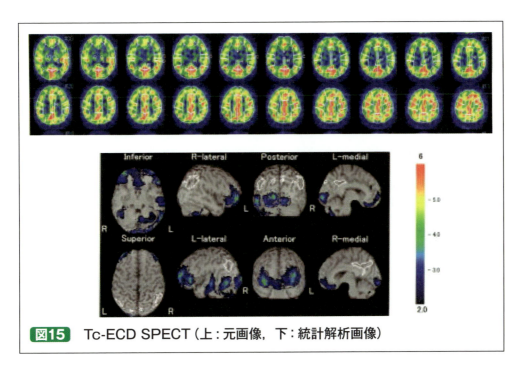

図15　Tc-ECD SPECT（上：元画像，下：統計解析画像）

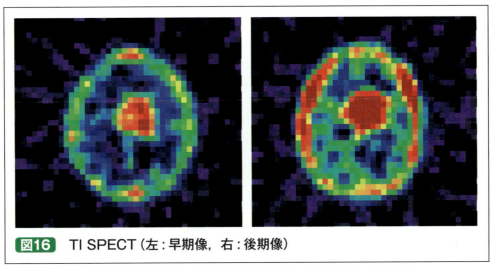

図16　Tl SPECT（左：早期像，右：後期像）

SPECTは，日本全国に広く普及しているので，ある程度の規模の病院であれば置いてあることが多いです．一方，PET（positron emission CT）はまだあまり普及していません．

PET（positron emission CT）

　PET（positron emission CT）は，陽電子を放出するトレーサーを静脈注射します（図17, 18）．PETが普及しないのは，機器が高価なこともありますが，陽電子をつくるの

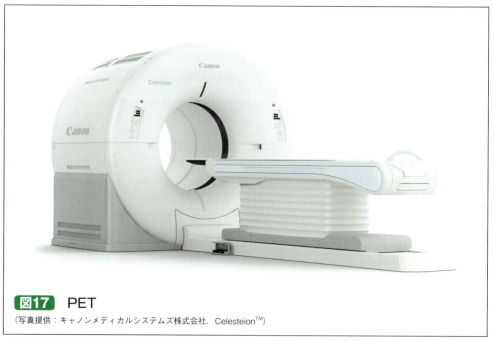

図17 PET
（写真提供：キヤノンメディカルシステムズ株式会社．Celesteion™）

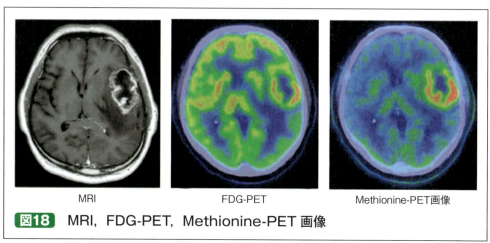

MRI　　　　　　FDG-PET　　　　　Methionine-PET画像

図18 MRI，FDG-PET，Methionine-PET 画像

●PET：positron emission CT

が大変だからです．また，陽電子は，半減期が短いのですぐに使用しなくてはいけないことも普及しない理由です．PETのトレーサーとして唯一保険適応となっているものはFDG（fluorodeoxy glucose）です．FDGはグルコース（糖）で，首から下でFDGが非常に溜まるのはがんです．がん検診で全身のPETを撮ってFDGが溜まっているところがあれば，それはがんです．なければがんはありません．このようにFDG-PETはがんに有効です．

脳の場合，グルコースは脳に取り込まれます．正常脳がFDGを取り込んでしまうので，脳腫瘍の場合，FDGはあまり役に立たないことが多いです．脳腫瘍ではアミノ酸であるMethionineを用いた研究が行われていますが，保険適用にはなっていません．

RI cisternography

RI cisternographyは，腰椎穿刺で髄液腔にアイソトープを入れて行う検査です（図19）．アイソトープを入れて6時間後，24時間後，48時間後に撮像します．通常は入院検査になります．髄液の漏れ，髄液の流れの障害がわかるので，水頭症などの診断に有用です．腰椎穿刺の直後1時間程度は安静が必要ですが，その後の安静は不要です．

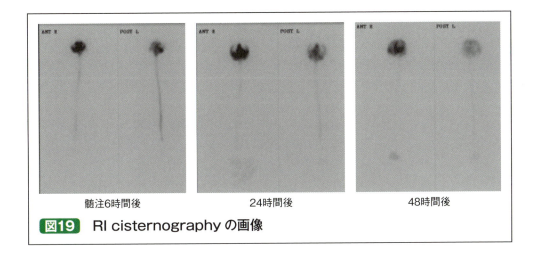

図19 RI cisternographyの画像

頸動脈エコー

> **知っておきたいこと！**
> ●頸動脈の状態は全身の動脈硬化を反映
> ●脳梗塞のリスクがわかる

　頸動脈エコーは，頸動脈を超音波で見る検査です（図20）．超音波は，骨は通らないので，頭に超音波はあまり役立ちません．

　頸動脈の状態は，全身の動脈硬化を反映します．内頸動脈起始部にプラーク（粥腫）ができやすく，そういったものが脳梗塞の原因になります（図21）．超音波は被曝もなくて，造影剤も使いません．動画で血流測定もできます．

　動脈は，内膜・中膜・外膜と3層あります（図22）．内膜と中膜はエコー上で区別できません．ですから，内膜と中膜が合わさった複合体厚（intima-media thickness：IMT）を測定します．正常は1mm以下で，1mmを超えて2～3mmあれば，「動脈硬化」「プラークあり」という診断になります．プラークの白さも確認することができます．その白さの度合いで軟らかいプラークか，硬いプラークか診断もできます．頸動脈エコーで脳梗塞のリスクがどれくらいあるかもわかります．

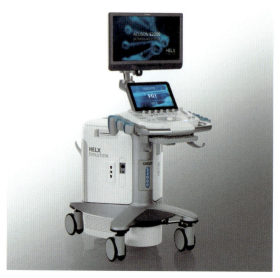

図20　頸動脈エコー
（写真提供：シーメンスヘルスケア株式会社．ACUSON S2000 HELX Evolution）

●複合体厚：intima-media thickness：IMT

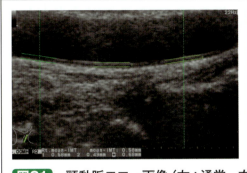
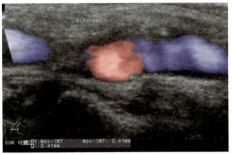

図21 頸動脈エコー画像（左：通常，右：ドップラー）

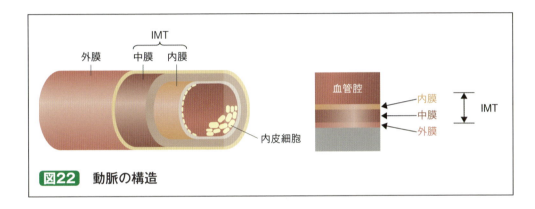

図22 動脈の構造

脳波（electroencephalography：EEG）

▶▶▶ 知っておきたいこと！
- 外来での検査時間は約30分
- 睡眠時脳波と覚醒時脳波は異なる
- 睡眠時脳波は検出力が高い
- 誘発電位は意識がなくてもできる

　脳波は，脳の電気活動を頭蓋骨の外，皮膚から見る検査です．頭の皮膚に電極をつけて測定し，検査時間は外来でおおよそ30分かかります．閉眼時は後頭葉にアルファ波（α波）がみられます（図23）．開眼時はα波が減少します（図24）．

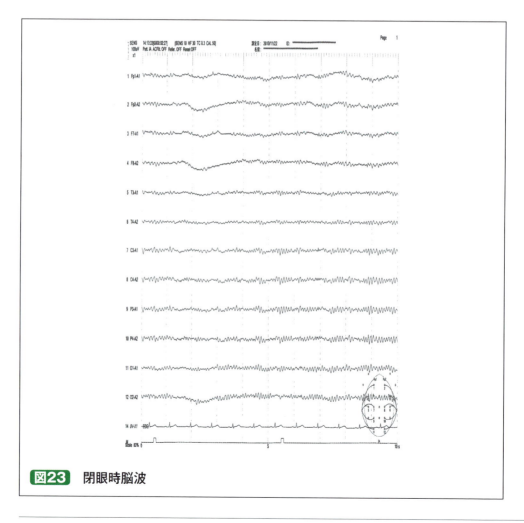

図23 閉眼時脳波

- 脳波：electroencephalography：EEG

過呼吸や光刺激を加えて脳波をとります．過呼吸も光刺激も，てんかんを誘発します．脳に刺激を加えて，てんかんの異常が起きやすくすることで脳波をとって，spike（棘波），slow wave（徐波）などの異常な波が出れば，てんかんと診断されます．抗けいれん薬を飲むと，この異常な波が正常に戻り，発作がなくなります．

睡眠時脳波と覚醒時脳波は異なります．外来では覚醒時脳波をとることはできますが，睡眠時脳波は入院しないととることができません．睡眠時脳波のほうが検出力は高いので，睡眠時脳波をとらないとわからないことが多いです．ですから，外来での覚醒時脳波でまったく異常がないからといって，絶対にてんかんではないとはいえません．ちなみに，脳死の場合は，脳波はまったく出ません．

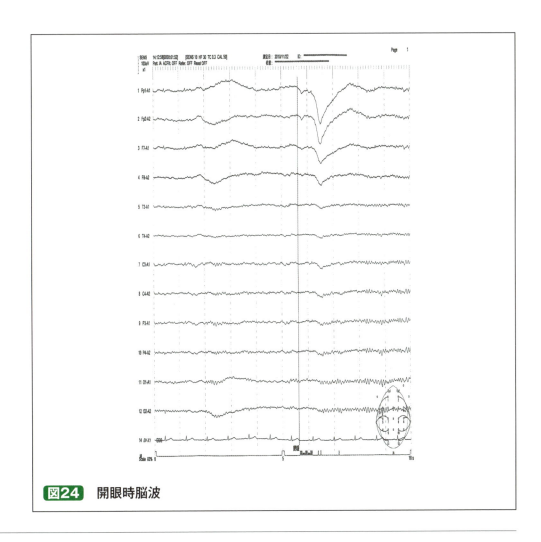

図24 開眼時脳波

誘発電位（evoked potential）

誘発電位（evoked potential）は，何らかの刺激を加えながら脳波をとります（表3）．運動誘発電位（motor evoked potential：MEP）は，脳表を刺激して四肢の筋電図をとります．感覚誘発電位（sensory evoked potential：SEP）は，四肢に痛み刺激などを加えて脳波を見る検査です．視覚誘発電位（visual evoked potential：VEP）は，光刺激を与えて脳波を見る検査です．聴覚誘発電位（auditory evoked potential：AEP），別名，聴性脳幹反応（auditory brainstem response：ABR）は，音を聞かせて脳波をとります．音を聞かせると，聴神経から脳幹に入って，大脳で感じます．脳幹が障害されると聴性脳幹反応が出ません．ABRは脳死の判定にも有用です．

誘発電位は，意識がなくても出ます．ですから，意識障害の人，全身麻酔がかかっている手術中の人の誘発電位をとることが可能です．正常な反応が出れば正常で，反応が出なければその神経路に損傷があることになりますので術中モニターとして有用なことがあります．特に運動中枢や感覚中枢に近いところを手術するときは，モニターしながら手術をすることがあります．顔面神経を刺激して，顔がピクピクするかどうか見る顔面神経のモニターもあります．

表3　誘導電位と刺激の種類

誘導電位の種類	刺激の種類
運動誘発電位	脳表
感覚誘発電位	四肢への痛み刺激
視覚誘発電位	光刺激
聴覚誘発電位（聴性脳幹反応）	音

血液検査

▶▶▶ 知っておきたいこと！
- 血算，生化学に注意
- Wernicke脳症や亜急性連合性脊髄炎ではビタミンの測定が必要

脳神経外科の血液検査としては，血算，生化学〔特に腎機能や糖尿病や，脂質，C反応性蛋白（C-reactive protein：CRP），FDP（fibrin degradation products），D-dimerなど〕に注意します．脳が障害されるとFDPとD-dimerは上がります．下垂体病変の場合は，成長ホルモン，乳汁分泌ホルモン，甲状腺刺激ホルモンなどのホルモンの数値に異常がないか注意します．

脳腫瘍では，肺がんや大腸がんなどに比べると，腫瘍マーカーはあまり役に立ちませんが，

- 誘発電位：evoked potential　●運動誘発電位：motor evoked potential：MEP
- 感覚誘発電位：sensory evoked potential：SEP　●視覚誘発電位：visual evoked potential：VEP
- 聴覚誘発電位：auditory evoked potential：AEP　●聴性脳幹反応：auditory brainstem response：ABR

一部の脳腫瘍は腫瘍マーカーが増えます．AFP（α-fetoprotein），CEA（carcinoembryonic antigen），βHCG（human chorionic gonadotropin）などです．ジャーミノーマ（胚腫）などの腫瘍の場合は，上記の血中の腫瘍マーカーが増えることがあります．特殊な脳腫瘍が疑われた場合は，血中の腫瘍マーカーを見ることがあります．また，リンパ腫などでは$β_2$micro-globulinなどが上がることもありますが，必ず上がるわけではありません．

ビタミン B_2やB_{12}不足によって，Wernicke脳症や亜急性連合性脊髄炎などの神経内科的な疾患になることがあります．その際は，ビタミンの測定が必要です．

髄液検査

>>> 知っておきたいこと！
- 腰椎穿刺は最も安全に髄液をとる方法
- 頭蓋内圧が高い人は禁忌
- 正常な髄液は無色透明

最も安全に髄液をとるのは腰椎穿刺（図25）です．

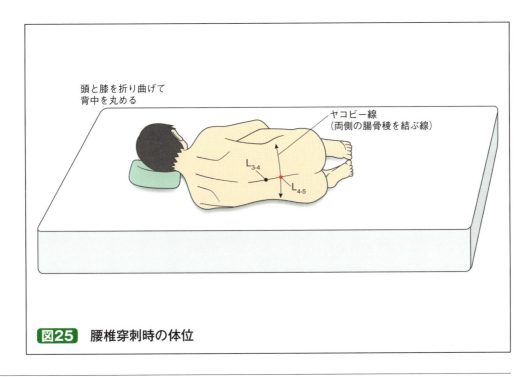

図25　腰椎穿刺時の体位

- C反応性蛋白：C-reactive protein：CRP　　●FDP：fibrin degradation products
- AFP：α-fetoprotein　　●CEA：carcinoembryonic antigen　　●βHCG：human chorionic gonadotropin

腰椎穿刺の禁忌は，頭蓋内圧が高い人，腰部（穿刺するところ）に腫瘍などの病気がある人です．頭蓋内圧の高い人に腰椎穿刺を行うと脳ヘルニアを起こす危険があります．

　腰椎穿刺は，通常は側臥位で，ヤコビー線が腰椎とクロスするところに行います．背中を丸めて，看護師は患者の腹側に回り，患者を押さえます．患者は意識があることが多いので「今から消毒します」「今から麻酔をします」「今から刺します」などの会話をしながら，患者の不安を取り除いてあげましょう．

　消毒をして，麻酔も滅菌操作で行います．腰椎穿刺用の針であるスパイナル針はいろいろな太さがありますから，患者の体格や年齢に合わせて，また医師の好みに応じて選びます．また，スパイナル針には70mm（7cm）と90mm（9cm）の針があるので，何種類か揃えておきます．

　髄液をとる前に，針から逆流があります．逆流があったら圧を測ります．これを初圧といいます．10mmH_2Oくらいが正常で，それが30～40mmH_2Oあった場合は頭蓋内圧亢進です．その場合はすぐ検査を中止します．頭蓋内圧亢進がなければ，髄液を滅菌スピッツに入れて，そのあと圧を測って針を抜きます．

検査後

　検査後は1時間ほど安静にします．安静にしないと，頭の中の圧力が下がってしまって，頭痛や嘔気，しびれなどの症状が出ることがあります．

　また，腰椎穿刺で神経を傷つけてしまうことがあります．その場合は，針を刺しているときにしびれがないかどうかを，患者と会話をしながら確認します．しびれが出た場合はすぐ針を抜きます．検査後に下肢のしびれなどがないか確認・観察します．

検査結果

　髄液は，正常では無色透明です．出血があると血性になります．新しい出血は血性，古い出血は黄色になります（キサントクロミーといいます）．古いといっても数ヵ月で，半年，1年経ってしまえば正常に戻ります．

　髄液一般検査を出すと，細胞数の定量，それから蛋白と糖の定量がわかります．髄膜炎があると細胞数，蛋白が増えます．しかし，どの細胞が増えるかは，髄膜炎の種類で違います．

　細菌性髄膜炎，バクテリアの場合は多核球（白血球）が増えます．一方，糖は減少します．

細菌性髄膜炎の確定診断は，細菌培養になります．髄膜炎菌なのか，インフルエンザ菌なのか，大腸菌なのか，緑膿菌なのかは，培養しないとわかりません．

　ウイルス性髄膜炎の場合は単球が増えます．これはリンパ球です．確定診断はウイルス抗体価を測定します．ウイルス抗体としては，ヘルペスウイルス，コクサッキーウイルス，インフルエンザウイルスなど，ウイルスごとに検査に出すことになります．

　真菌性と結核性髄膜炎は単球が増えます．真菌は真菌培養検査，結核の場合は結核培養検査をしないと確定診断できません．免疫力のない人（がん患者，免疫抑制剤を服用している患者，エイズ患者），体力のない高齢者は結核や真菌が疑われます．

　がん性髄膜炎の場合は，がん細胞を見る細胞診になります．

4 CT読影のコツ

色の濃さを見わける

▶▶▶ 知っておきたいこと！

CT読影のポイント
- X線が通過すると低吸収：黒
  ・空気，脳脊髄液，脂肪
- X線が吸収されると高吸収：白
  ・骨，石灰化，出血
- 脳は中間：灰色
  ・皮質のほうがやや白く，白質がやや黒い
  ・脳が水っぽくなると黒くなる：脳浮腫は低吸収

白い部分と黒い部分の違い

　CTはX線を使います．X線が通過したところは黒く映し出されます．肺をX線で撮影すると黒くなりますが，それはX線が一番通過しやすいものが空気だからです．空気はまったくX線を遮らず，X線はそのまま通過していきます．頭部でX線が通過しやすいところは脳脊髄液（水）で，その次が脂肪です．

　逆に，X線が吸収されたところはCT上，白くなります．最も白くなる部分は骨です．胸部X線でも腹部X線でも空気は黒くなり，骨は白くなります．頭部CTも同じです．脳の中に石灰化した部分があると，これは骨と同じですから白く映ります．また，急性期の出血はX線を吸収するので白くなります．

　脳は大雑把には灰色ですが，皮質と白質でちょっと違います．皮質のほうはやや白く，基底核も少し白くなります．白質はやや黒くなります．脳が水っぽくなると空気が通りやすくなって少し黒くなります．

　脳浮腫，脳挫傷，脳梗塞，脳腫瘍などで脳が浮腫になると低吸収になるので黒くなります．脳出血は先ほど言ったように白いですが，脳内出血の周りに脳浮腫があるので黒っぽくなります．正常の脳は灰色ですが，むくむと黒くなります．

CT 読影する順番

図の矢印の番号が以下の説明と対応します．

① まず位置決めの矢状断のscout viewを見ます（**図26左**）．通常のCTでは**図26右**の頭部単純X線の画像になり，骨しか見えません．この画像は頭部単純X線として評価します．ヘリカルCTで撮像した場合は，矢状断で再構成が簡単にできるので，**図26左**の画像ができます．この画像では，撮像範囲が適切かを確認し，トルコ鞍の拡大はないか，頭蓋底は正常かを確認できます．

② 頭皮，皮下組織，耳下腺，軟部組織に腫脹や異常はないかを確認します．特に頭皮の外

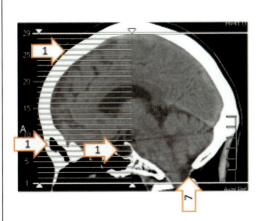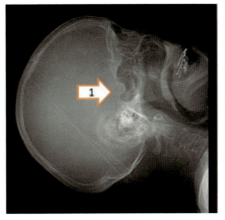

図26 矢状断

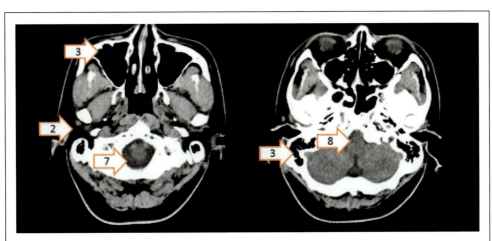

図27 頭皮，皮下組織，耳下腺，軟部組織に腫脹や異常はないか

傷の確認は，肉眼よりCTのほうが有用です（図27）．
③鼻腔，副鼻腔，外耳道，中耳は正常に空気があるかどうかを確認します．副鼻腔炎，中耳炎では空気が消失します．
⑦大後頭孔のスライス（図27）でキアリ奇形はないか，矢状断のscout view（図26左）も確認します．
④眼窩，眼球，視神経は正常か，眼球突出や異常静脈はないかを確認します（図28）．
⑤頭蓋骨に骨折，変形，肥厚，皮薄化はないかを確認します．外傷や頭蓋底腫瘍などではbone windowが有用です．内耳道や内頸動脈管に拡大などないかを見ます（図27〜29）．

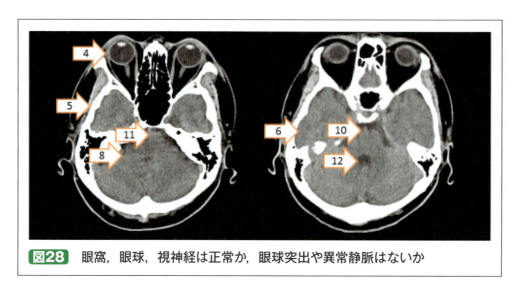

図28　眼窩，眼球，視神経は正常か，眼球突出や異常静脈はないか

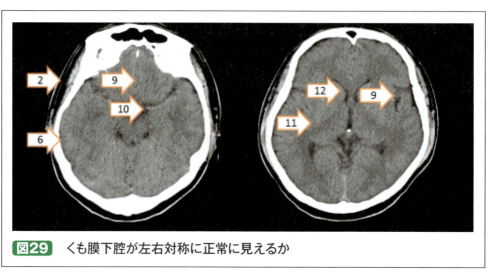

図29　くも膜下腔が左右対称に正常に見えるか

⑥頭蓋骨と脳の間（硬膜外，硬膜下）に異常な血腫や水腫がないかを確認します（図28〜30）．

⑧延髄，橋，中脳周囲のくも膜下腔が左右対称に正常に見えるかどうかを見ます（図27〜29）．くも膜下腔を走行する血管や神経の異常所見はあるか，小脳の脳溝は正常か，見えるべきくも膜下腔が見えない場合は，くも膜下出血か脳腫脹か脳のシフトかを確認します．

⑨テント上のシルビウス裂，半球間裂，大脳脳溝は正常に見えるかどうかを確認します（図29）．

⑩内頸，中大脳動脈，椎骨脳底動脈などに血栓や動脈瘤はないかを見ます（図28，29）．

⑪ここで初めて脳実質を見ます．脳幹，小脳，大脳に病的低吸収，高吸収はあるでしょうか．皮質と白質，内包は区別できるかどうかを確認します．左右ほぼ対象かを確認してください（図26〜30）．

⑫最後に脳室を第四，第三，側脳室と位置と大きさが正常かを見ます（図28〜30）．

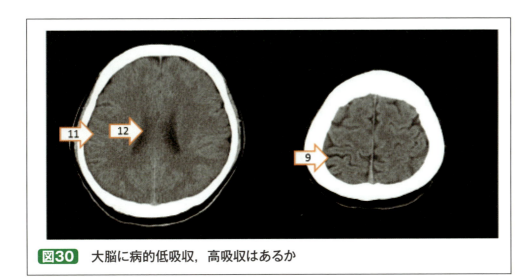

図30　大脳に病的低吸収，高吸収はあるか

Part4
疾患別対応とケア

1 脳内出血，くも膜下出血，出血性脳血管障害

　脳の中には，穿通枝という細い動脈が流れています．高血圧などがあると穿通枝が動脈硬化を起こして，詰まれば脳梗塞になり，破れれば脳内出血になります（図1）．

　高血圧が原因で起こるので，高血圧性脳内出血の好発部位は被殻や視床に多いです．くも膜下出血は脳の表面の動脈瘤が破け，くも膜の下に出血します．一般的にはくも膜下出血と脳内出血は別ですが，くも膜下出血がそのまま脳の中に入っていけば脳内出血を合併することもありますし，脳内出血がくも膜下腔に破れれば，くも膜下出血と脳内出血の両方を合併することがあります．また，くも膜下出血が逆流して脳室に入ったり，視床出血が脳室に入って脳室内出血になることもあります．

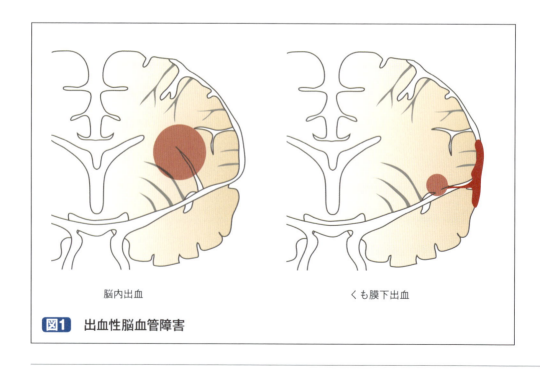

脳内出血　　　　　　　　　　　くも膜下出血

図1 出血性脳血管障害

脳内出血

>>> 知っておきたいこと！

- 頭痛は軽度，重症では意識が悪くなる
- 原因：高血圧，脳動静脈奇形など
- 診断：単純CTで白，造影するとわかりづらい
- 血管奇形，脳腫瘍などの検索にMRIなど
- 後遺症：片麻痺，意識障害など
- すでに破壊された脳機能の回復は困難

症状

脳内出血（intracerebral hemorrhage：ICH）の場合，頭痛の症状は軽いです．重症の場合は意識が悪くなるので，頭痛も訴えませんが，片麻痺が残ることが多いです．脳内出血の一番の原因は高血圧です（高血圧性脳内出血）．血管の奇形などがなくても，高血圧があれば出血します．高血圧以外の原因には，脳動静脈奇形（arteriovenous malformation：AVM），もやもや病などがあります．

検査

造影検査ではわかりづらいので，まず単純CTを撮ります．脳動静脈奇形や脳腫瘍などが疑われた場合は，さらにMRIを行います．出血部分は，単純CTでは白く写ります．

脳が破壊されるので，後遺症としては片麻痺，意識障害などが残りやすいです．

高血圧性脳内出血の好発部位は被殻です．図2では48.5％が被殻，視床は25％となっています．被殻と視床の両方にまたがる場合を混合型といいます．上記の2つ以外に脳幹出血（特に橋に多い），小脳出血，皮質下出血が多いです．被殻，視床がほとんどで，脳幹，小脳，皮質下は稀，尾状核はもっと少ないです．

●脳出血：intracerebral hemorrhage：ICH　●脳動静脈奇形：arteriovenous malformation：AVM

脳内出血の治療・ケア

 脳内出血のケアのポイント

- 血圧：160mmHg以下に降圧
  - 急性期は持続静注，内服できれば降圧薬
- 再出血，出血増大，脳浮腫を見逃さない
  - 意識，麻痺，言語など症状の変化
- 治療：視床，橋では点滴のみ，被殻，小脳，皮質下：小血腫では点滴のみ，大血腫では手術（特に小脳と右半球）

　高血圧性脳内出血では，まず血圧を下げます．血圧が高いと出血が悪化します．当然，頭蓋内圧が上がりやすいので，血圧も自然に上がることが多いですが，血圧を下げることが止血につながります．ですから，急性期はニカルジピン（ペルジピン®）やジルチアゼム（ヘルベッサー®）などの薬剤を使って血圧を160mmHg以下にします．ただし，100mmHgあたりまで著明に低血圧にしてしまうと，今度は脳の循環が悪くなってしまうので，120mmHg以上160mmHg以下に保ちます．薬剤は，急性期は点滴，落ち着いてきたら内服にします．

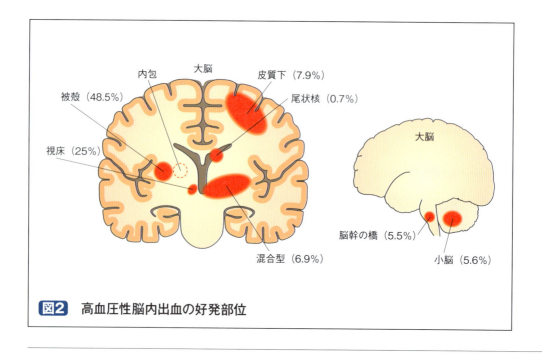

図2 高血圧性脳内出血の好発部位

再出血，出血の増大，脳浮腫で症状が悪化する

　再出血，出血の増大，脳浮腫で症状が悪化します．ですから，意識障害や麻痺が進んだ場合や神経症状が悪化した場合は，再出血や出血の増大，脳浮腫の可能性があるので，必要であればCTを撮ります．脳浮腫はグリセオール®で治療します．

　視床出血と橋出血は，基本的には手術を行いません．手術してもほとんど効果がないので点滴による治療となります．

　被殻出血，小脳出血，皮質下出血の場合は，手術を考慮します．小さな血腫は点滴の治療でいいのですが，ある程度の大きさの血腫，特に小脳や被殻出血と皮質下出血で右半球の場合は，開頭血腫除去術によって頭蓋内圧を下げることによって，意識がよくなる可能性が高いです．もちろん患者の年齢，症状，ADL，患者・家族の希望も考慮します．

くも膜下出血

>>> 知っておきたいこと！
- 通常は突発する割れるような激しい頭痛
- 原因の多くは脳動脈瘤破裂，動静脈奇形，もやもや病
- 血管病変の検索，動脈瘤があるかを確認
- 血管造影，3DCTA
- まず出血原因を治療
- その後，合併症の治療・予防
  ・脳血管攣縮，脳梗塞，けいれん，水頭症
  ・治療：抗凝固薬，抗血小板薬，循環改善薬，高脂血症治療薬

症状

　くも膜下出血（subarachnoid hemorrhage：SAH，「ザー」と略すこともあります）の症状としては，通常は突発的な割れるような激しい頭痛が起こります．動脈瘤が破けて初めて激しい頭痛になります．未破裂脳動脈瘤ではほとんど症状は出ません．

　原因としては，動脈瘤破裂が一番多いですが，動静脈奇形，もやもや病などもくも膜下出血を起こします．

● くも膜下出血：subarachnoid hemorrhage：SAH

検査

CTを撮影し，くも膜下出血と診断しても，破けた動脈がどこにあるのか，動脈瘤があるのかを検査しなければ治療はできません．

かつては，動脈穿刺による脳血管造影で動脈瘤の場所を確認していましたが，最近は3DCTAの精度が上がっていること，静注でできることなどがあり，動脈瘤がどこにあるのかを見るだけならば3DCTAだけで十分です．

治療

出血の原因がわかったら出血の原因を治療します．動脈瘤の場合は，開頭クリッピング術またはコイル塞栓術を行います．術後は合併症を予防します．脳血管攣縮（spasm）は，血管が細くなり，血流が悪くなって脳梗塞などを起こします．

攣縮の治療は，血流をよくしたいので，まず動脈瘤が治療されていないとできません．脳血管攣縮の治療は，抗凝固薬，抗血小板薬，循環改善薬，また高脂血症治療薬（スタチン）を使って，脳の循環をよくします．脳梗塞がなくてもオザグレルナトリウム（カタクロット®）などの点滴を行います．けいれんに対しては予防的に抗けいれん薬を点滴あるいは内服で投与します．水頭症では，脳室に水が溜まった場合はシャント手術をする場合もあります．

●開頭クリッピング術

動脈瘤ができやすいのは，血管と血管が分岐した又のところです．その又のところの動脈瘤の頸部をクリッピングします（図3）．

●コイル塞栓術

コイル塞栓術は血管内治療で，カテーテルを動脈瘤の中まで入れて，動脈瘤の中にプラチナの軟らかい金属のコイルを詰めます（図3）．そうすることによって動脈瘤の中に血が入らなくなるので，動脈瘤が破けることはありません．

ただ，コイル塞栓術の場合，くも膜下出血は取れません．ですから，腰椎ドレーンを別に入れることがあります．開頭クリッピング術の場合は開頭して，周りのくも膜下の出血自体も洗い流せるので，そこに脳槽ドレーンを入れることが多いです．どちらの治療がよいかは，施設や脳外科医の得意なものを選択しているケースが多いです．

動脈瘤の場所や大きさによって，開頭クリッピング術に向いている動脈瘤やコイル塞栓

術に向いている動脈瘤があります．もしコイル塞栓術ができない病院で，コイル塞栓術に適した動脈瘤の患者が来たら，一般的にコイル塞栓術ができる病院に転送します．

事例

　図4はくも膜下出血のCTです．CTでは，出血したところは白く写ります．脳幹の周りにくも膜下腔が黒く見える状態が正常で，白く見えるところは異常です（矢印部分）．また，シルビウス裂が白く見えるときは異常です．脳室の中には出血はほとんどありませんが，左右の大脳半球の間のくも膜下腔に出血が見られます（矢印部分）．

　図5は脳血管造影です．カテーテルを入れて，内頸動脈に造影剤を流し，横から見てい

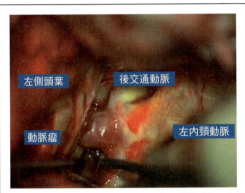
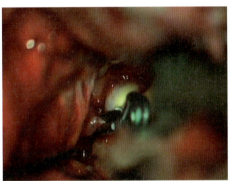

クリッピング術（左：クリップ前，右：クリップ後）

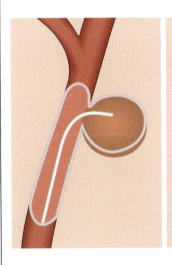
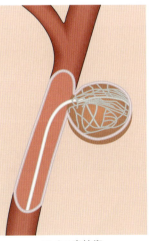
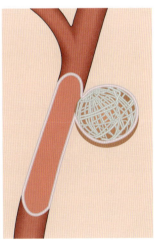

コイル塞栓術

図3 脳動脈瘤の外科治療

る画像です．内頸動脈があって，頭蓋骨を越えて脳を栄養する前大脳動脈と中大脳動脈があって，内頸動脈の後ろ向きに動脈瘤があります（矢印部分）．これは後交通動脈の動脈瘤です．この患者は開頭クリッピング術を行い動脈瘤が写らなくなりました．術前（図5左）と術後（図5右）です．

図6は，自宅で倒れた高齢女性で，意識が悪く，3日後に受診しました．黒い部分は脳梗

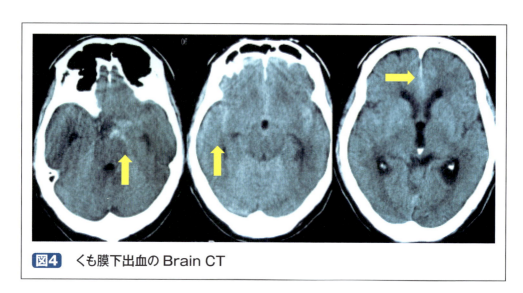

図4 くも膜下出血のBrain CT

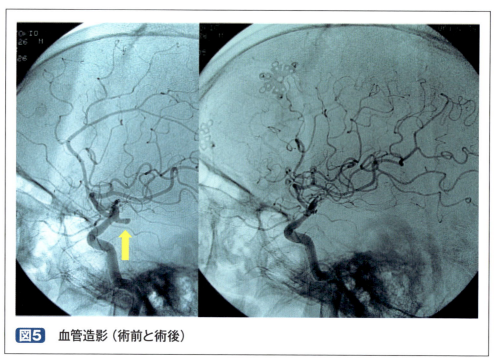

図5 血管造影（術前と術後）

塞です．一見，出血はありません．シルビウス裂は見えています．ただ，脳室の中を見ると少し白いところがあり，脳室の中にわずかに出血があります（矢印部分）．時間が経ってしまうと出血の場所が移動してしまうので，ちょっとおかしいなということでMRIを撮りました．

図7は図6の女性のMRIです．T1，T2，FLAIRと画像がありますが，T1はCTとよく似ていて脳が灰色，くも膜下腔が黒くなっています．黒いのが正常なくも膜下腔です．脳室も黒いです．しかし，左のシルビウス裂は白いので異常で，出血しています（矢印部分）．T2は水が白くなります．T1は水が黒くなります．FLAIRはFluid Attenuated IRの略で，Fluidというのは脳脊髄のことです．FLAIRは脳脊髄液を黒くした画像です．脳の溝の中に

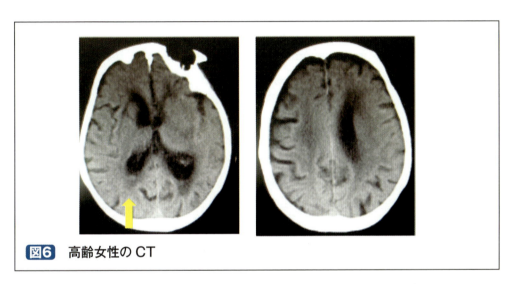

図6　高齢女性のCT

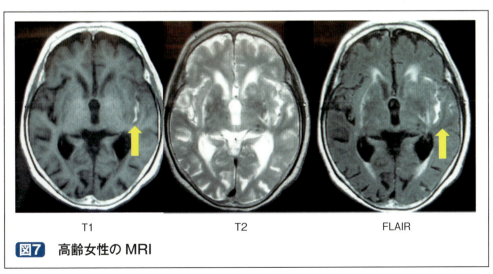

図7　高齢女性のMRI

も脳脊髄液があるので黒くなっています．これは正常です．左のシルビウス裂は白くなっています（矢印部分）．これは髄液ではなくて，出血していますから黒くなりません．左のシルビウス裂の中に出血がありますから，くも膜下出血であると診断できます．CTだとはっきり出血はわからないのですが，MRIであれば，時間が経過したくも膜下出血でも敏感に見ることができます．また，脳の中の灰色の部分は脳梗塞を示しています．

　この高齢女性は，くも膜下出血と診断が確定しました．しかし，どこの動脈が破けたのかわからないと治療ができません．そこで，3DCTAを行いました（図8）．

　向かって右が患者の左になります．右動脈は正常ですが，左に動脈瘤があります（矢印部分）．上の2枚が術前で下が術後です．術後にクリップがありますが，クリッピング後に動脈瘤は消えています．

　開頭して出血を洗い流すと，黄色い動脈が見えてきました．これは動脈硬化を起こしている後交通動脈（posterior communication artery：P-com）です（図9）．

　動脈瘤はピンク色のところです．1回破けた動脈瘤なので，壁が薄くなっています．シル

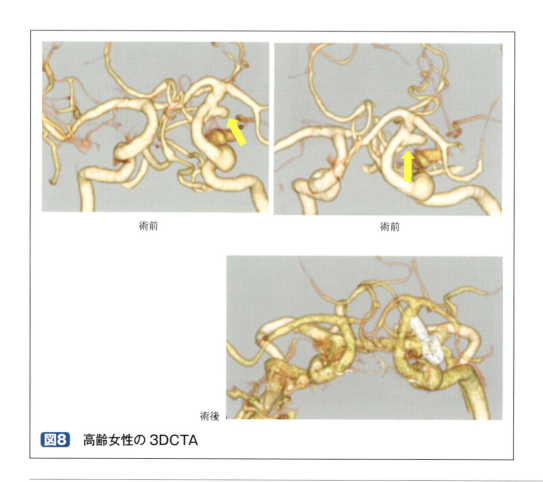

図8　高齢女性の3DCTA

ビウス裂のくも膜は切っていいですが，細い動脈・神経は切ってはいけません．穿通枝という細い動脈はできるだけ切らないようにします．動眼神経は図の奥にあります．動眼神経麻痺は，さまざまな原因でなりますが，この動脈瘤が圧迫するだけでも動眼神経麻痺が出ます．

チタン合金のクリップを動脈瘤のネックに当てます（ネッククリッピング）．ネッククリッピングするときは，周りの正常な血管や神経を傷つけないようにゆっくり閉じます．動脈瘤を針で刺して，完全に潰れているかどうかを確認します．あとはくも膜下出血を洗い流して，必要があれば脳槽ドレーンを入れます．

図10は別の患者で，前交通動脈に動脈瘤（矢印部分）があって，術後は動脈瘤がなくなっているという3DCTAです．

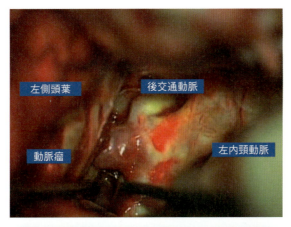
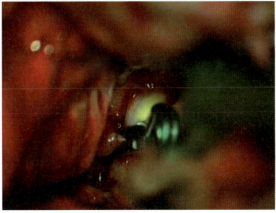

図9　内頸動脈後交通動脈瘤（上：クリップ前，下：クリップ後）

●後交通動脈：posterior communication artery：P-com

● くも膜下出血の術前・術後ケア

くも膜下出血の術前・術後ケアのポイント

- ●術前：再出血させない
  - ・暗い部屋で安静，なるべく刺激しない
  - ・意識の確認は呼びかけ程度，痛み刺激は禁止
  - ・適度な降圧，鎮静・鎮痛
- ●術後：合併症の予防
  - ・意識，麻痺，バイタルサインの変化に注意
  - ・血圧は高く 140mmHg 以上，輸液は多く 2,000mL 以上
  - ・ドレーン排液量，尿量に注意

● 術 前

　術前は，まだ動脈瘤が破ける可能性があります．ですから，再出血させないように，暗い部屋で安静にさせ，なるべく刺激を与えないようにします．意識のある人では呼びかけ程度の確認でよいでしょう．痛み刺激で確認する必要はありません．血圧が高いと動脈瘤が破けるので適度な降圧が必要です．施設によっては，術前から全身麻酔をかけて，人工呼吸管理をしているところもあります．自発呼吸が安定していればフェンタニルなどで鎮

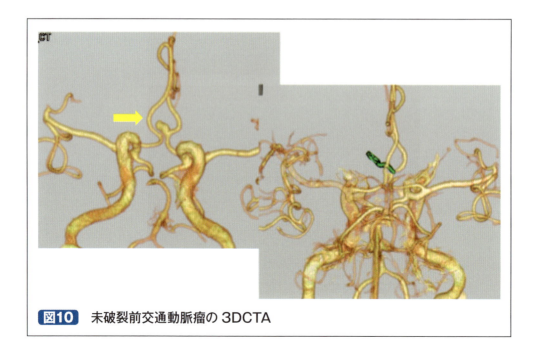
図10　未破裂前交通動脈瘤の 3DCTA

静・鎮痛をしながら，手術まで様子をみます．

● 術 後

　術後は合併症の予防が重要です．術後は脳の血の巡りをよくしたほうがいいので，意識，麻痺，バイタルサインの変化に注意しながら血圧は140mmHgと高めにします．輸液は多めで，心不全がなければ2,000mL以上行います．ドレーンを入れている場合は，排液量，尿量に注意します．

＊

　動脈瘤の血管内手術は動脈瘤コイル塞栓術です．原則として全身麻酔で行い，ヘパリンを投与します．血管内手術は，血管の中に異物を入れる手術なので，血管の中で血栓ができる危険があります．血栓ができると脳梗塞になってしまうので，それを予防するためにヘパリンを投与します．くも膜下出血の人にヘパリンを投与したら出血するリスクはもちろんあります．しかし，血栓を予防するためには，ヘパリンを投与したほうがいいのです．そして，血管内治療後，開頭していないためくも膜下出血は洗い流されないので，腰椎穿刺で腰椎ドレーンを入れます．

　未破裂脳動脈瘤の場合も血管内手術を行うことがあります．未破裂脳動脈瘤の場合は，血栓予防のために抗血小板薬を術前から投与しておきます．

　術後は虚血や出血の合併症，神経症状に注意して，翌日から経口摂取，歩行は可能です．開頭クリッピング術の場合は，しっかりとクリップすればそれでほとんど治癒しますが，コイル塞栓術の場合は，術後にコイルが圧迫されて動脈瘤が再発することがときどきあります．その場合は，追加のコイルが必要になることがあるので，再治療することがあります．術後のフォローアップが重要です．

脳動静脈奇形（AVM）

> ▶▶▶ 知っておきたいこと！
> ● 高血圧のない若い人が脳内出血を起こした場合は，脳動静脈奇形を疑う
> ● 動静脈奇形そのものを切除しない限りは，再出血の危険は高い

病 態

　動脈瘤以外に出血を起こす病気として，脳動静脈奇形があります．普通，血管は動脈と

静脈の間に毛細血管がありますが，脳動静脈奇形は，毛細血管がなく，動脈と静脈がつながって血管がとぐろを巻いているものです．これは脳内出血，くも膜下出血，てんかんの原因にもなります．高血圧性脳内出血は高齢者に多いですが，高血圧のない若い人が脳内出血を起こした場合は脳動静脈奇形を疑います．

　高血圧性脳内出血の場合は，高血圧を治療すれば再発はあまりありませんが，脳動静脈奇形の場合は，動静脈奇形そのものを切除して治療しない限り再出血のリスクは高くなります．

検査

　血管の病気ですから，3DCTA，血管造影などで確定診断します．MRAは解像度が低いので，MRAだけでは確定診断になりません．

治療

　2cm以下の小さい脳表の動静脈奇形は，手術で治ります．また，運動野や感覚野，言語野にかかっていなければ手術の後遺症もほとんどありません．しかし，脳幹，大脳基底核や言語中枢，運動中枢に近い場合は，手術後に後遺症が多くなります．その場合は，後遺症が少ない血管内治療，塞栓術，あるいは放射線治療を行います．大きさや場所に応じて治療法を選択します．

もやもや病（moyamoya disease）

▶▶▶ 知っておきたいこと！
- 脳梗塞，脳内出血，くも膜下出血などの原因となる
- バイパス手術により血流がよくなる

病態

　もやもや病は頭蓋内の動脈が狭くなって，後天的に側副血行として弱い血管が増えます．子どもにも多いですが，大人でもあります．脳梗塞，脳内出血，くも膜下出血などの原因となります．

● もやもや病：moyamoya disease

過換気すると，血中の二酸化炭素濃度が下がるので，脳の血の巡りは悪くなります．ですから，もやもや病の子どもを泣かせると過換気になり，脳梗塞になる危険が高くなります．もやもや病と診断されたら過換気にならないように管理しなければいけません．手術や人工呼吸管理をするときも同様に，過換気にならないように血中二酸化炭素濃度を40mmHg程度に調節する必要があります．

治療

　もやもや病に動脈瘤などが合併することがあります．その場合はその治療を行います．もやもや病は，血流が悪くなる病気ですから，バイパス手術をすれば血流がよくなります．直接バイパスは，動脈と動脈をつなぐもので，間接バイパスは側頭筋や筋膜などを脳表に貼るものです．バイパス手術を行うと，血の巡りがよくなって，脳梗塞や脳内出血をある程度予防できるといわれています．

未破裂脳動脈瘤

▶▶▶ 知っておきたいこと!
- 未破裂脳動脈瘤が破裂する確率は約1年に1％
- 5mm以上で70歳以下であれば，破裂する前に治療を勧める

　未破裂脳動脈瘤は，脳ドックやMRAなどで，無症状で発見されることがあります．破裂する確率は約1年に1％，つまり20年生きる人であれば20％といわれていますが，もちろん動脈瘤の大きさや場所，形によって違います．

　5mm以上の大きさで，形が不整で多発性の動脈瘤は破裂しやすく，5mm以上で70歳以下であれば，破裂する前に治療を勧めます．しかし，場所や大きさによっては治療が難しいこともあります．現在，研究中のスタチン（高脂血症治療薬）は破裂増大の予防効果があるかもしれないといわれています．

❷ 脳梗塞

脳血管障害の現状と分類

▶▶▶ 知っておきたいこと!
- 脳血管障害で一番多いのは脳梗塞を含む脳虚血
- 脳梗塞は大きく,塞栓症と血栓症に分けられる
- 塞栓症で一番多いのは心原性脳塞栓症
- 血栓症にはアテローム血栓性脳梗塞とラクナ梗塞がある
- ラクナ梗塞より大きなBAD(branch atheromatous disease)という新しい概念が出始めた

脳血管障害の患者数は,がんや心臓病よりも多いです.がんや心臓病は,いつかは死んでしまうことが多いですが,脳卒中は死にません.後遺症が残って生き延びることが多いです.ですから,患者数は脳卒中が一番多くなります.介護が必要になる原因も脳卒中が一番多く,医療費も高血圧に次いで脳卒中が多くなっています(図11,12).

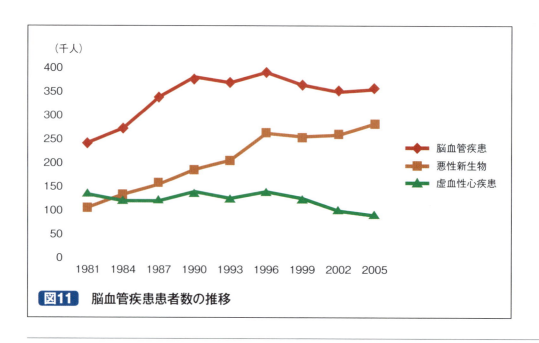

図11 脳血管疾患患者数の推移

脳虚血

脳血管障害で一番多いのは脳虚血です．血の巡りが悪くなる疾患で，一過性の場合は一過性脳虚血発作（transient ischemic attack：TIA）といいます．これは一過性の脳血流低下によるものですが，それを放置すると脳梗塞になります．

脳梗塞

脳梗塞（cerebral infarction）は，脳血流が途絶えて，神経が一部だけ死んでしまう疾患です．特に脳の場合は，血の巡りが数分途絶えただけで細胞が死んでしまうので，血流低下による予備能が少なく，酸素，血液の供給にとても依存しているということです．

脳梗塞は大きく，塞栓症と血栓症に分けられます．塞栓症（embolism）は頭蓋外から塞栓が飛んでくるものです．脳塞栓で一番多いのは心臓から飛ぶ心原性脳塞栓症（図13）です．これは，心臓弁膜症や心房細動などの不整脈などがあって血栓が心臓から飛ぶものです．頸動脈から飛ぶ場合も，一応脳塞栓にはなりますが，頸動脈の病変はアテローム性血栓症になります．

血栓症（thrombosis）は動脈の中で血栓ができて詰まるもので，アテローム血栓性脳梗塞とラクナ梗塞があります．

アテローム血栓性脳梗塞は，図14のように中大脳動脈や前大脳動脈，頸動脈などの太い

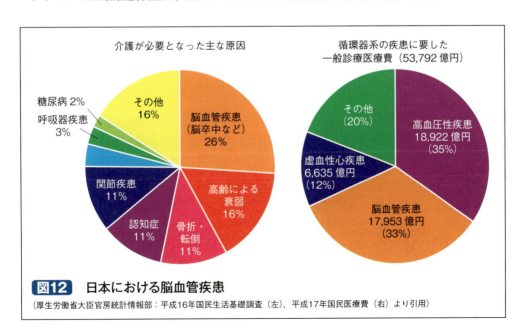

図12 日本における脳血管疾患
（厚生労働省大臣官房統計情報部：平成16年国民生活基礎調査（左），平成17年国民医療費（右）より引用）

●一過性脳虚血発作：transient ischemic attack：TIA ●脳梗塞：cerebral infarction ●塞栓症：embolism

動脈に血栓ができるものです．原因としては，高血圧もありますが，糖尿病やコレステロールによる影響が強いです．

　ラクナ梗塞は，図14のような細い動脈にできる1.5cm以下の小さな脳梗塞です．そして，BAD（branch atheromatous disease）はラクナ梗塞よりも少し大きい1.5cm以上で，画像で見えないような細い動脈が詰まっている脳梗塞です．ですから，この細い動脈が破けるのが脳内出血で，詰まるのがラクナ梗塞です．ラクナ梗塞や高血圧性脳内出血の主な原因は高血圧です．

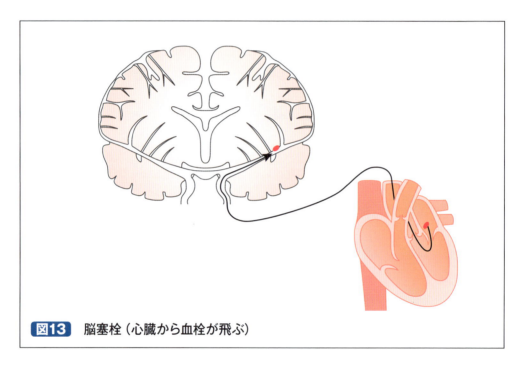

図13　脳塞栓（心臓から血栓が飛ぶ）

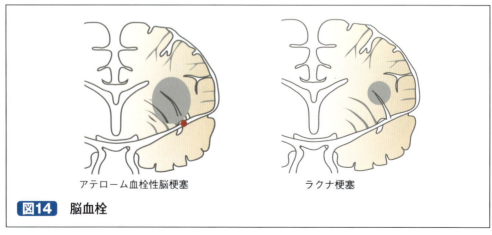

図14　脳血栓

脳梗塞の症状として頭痛はほとんどありません．片麻痺，感覚障害，構音障害，意識障害，失語，半盲，失認，失行などが急に出てくるのが脳梗塞の症状です．

心原性脳塞栓症

▶▶▶ 知っておきたいこと！
- ほとんどが心房細動（Af）が原因で高齢者に多い
- リスク評価は CHADS2，CHADS2-VSc を用いる

心原性脳塞栓症は，原因のほとんどが心房細動（atrial fibrillation：Af）で高齢者に多くみられます．一過性心房細動（paroxysmal Af：Paf）は一過性なので，心電図をとっても正常なサイナスリズムですが，心電図を長時間とるとAfが見つかります．一過性心房細動でも心原性脳塞栓を起こします．

治療

頻脈があれば，脈を落とすリズムコントロールを行います．ジゴキシン（ジゴシン®）などによるレートコントロールが必要になることもあります．かつては塞栓予防にヘパリンを使用していましたが，エビデンスはありませんでした．また，ワルファリン（ワーファリン®）も使っていました（現在も使っています）．ワルファリンを使い始めると凝固能が一過性に亢進して，脳梗塞のリスクが高くなります．そのため，ワルファリンの使い始めにはヘパリンを使って凝固を予防します．

ワルファリンは人によって効果が異なります．ワルファリンは，凝固因子の2番，7番，9番，10番を抑制するので，患者のビタミンKなどの量によって効果が異なります．ワルファリンの適正量は患者ごとに違うので，血液検査を見てワルファリンの量を決めなければいけません．

血液検査ではPT-INR（international normalized ratio）で血液凝固能を調べます．正常が1.0で，凝固能が落ちてくる（血液が固まりにくくなる）と延びます．若い人では2.0〜3.0，高齢者では1.6〜2.6くらいに凝固能を軽く延ばしてあげるのがいいので，ワルファリンの場合は，PT-INRを見ながら投与量を調節します．投与量は，患者ごとに異なるので，ワルファリンを投与している人は，この検査を定期的に行う必要があります．

●心房細動：atrial fibrillation：Af　●一過性心房細動：paroxysmal Af：Paf　●PT-INR：international normalized ratio

ビタミンKを摂取するとワルファリンの効果が下がります．ビタミンKが多く含まれている納豆，クロレラ，ほうれん草などはワルファリンを服用している人は基本的に食べてはいけません．

　現在，ワルファリン以外に新規経口抗凝固薬（NOACs，newly direct oral anticoagulants：DOACs）が出ています．ダビガトラン（プラザキサ®），リバーロキサバン（イグザレルト®），アピキサバン（エリキュース®），エドキサバン（リクシアナ®）の4つの抗凝固薬がわが国で発売されています．4つとも内服薬です．ワルファリンと違った抗凝固薬で，ビタミンKとは関係ないので，納豆を食べても問題ありません．また，採血の必要もありません．患者の年齢，体重，腎機能で投与量を決めることができます．1日1回の薬と，1日2回の薬があり，半減期は短いです．1日2回の場合は，休薬してしまうと効かなくなってしまうことがあります．

心原性脳塞栓症のリスク評価

　心原性脳塞栓症のリスク評価としてCHADS2，CHADS2-VScというスコアリングがあります．Cが心不全（congestive heart failure），Hが高血圧（hyper tension），Aは年齢（age）が75歳以上，Dが糖尿病（diabetes mellitus：DM）がそれぞれ1点，Sの脳梗塞（stroke）が2点として合計点で評価します．末梢血管病変（Vascular disease），Scはsex category（女性）です．こういった因子が高い場合は，心原性脳塞栓症のリスクが高いので，2点以上の人は抗凝固療法が推奨されています．

ラクナ梗塞

▶▶▶ 知っておきたいこと！
- 高血圧が最も高い危険因子
- 小さな脳梗塞なので軽症が多く，無症候性で脳梗塞の数が少なければ治療は必要ない

　ラクナ梗塞の最も高い危険因子は高血圧です．ラクナ梗塞は大脳基底核や脳室の脇に好発しますが，小さな脳梗塞であるため多くが軽症です．脳ドックなどで隠れ脳梗塞が見つかることがあります．無症候性で脳梗塞の数が少なければ治療は必要ありません．

- 新規経口抗凝固薬：NOACs，newly direct oral anticoagulants：DOACs

予防

　血小板が凝集して血栓ができないようにする抗血小板療法が行われます．血液を固まりにくくするアスピリン，クロピドグレル（プラビックス®），シロスタゾール（プレタール®）などの薬を用います．ただし，これらの薬を服用すると，脳内出血，消化管出血のリスクが必ず上がりますので，無症候で脳梗塞の数が少ないのであれば治療は不要です．しかし，ラクナ梗塞が多発している場合や脳梗塞のリスクが高い場合は，治療・予防をしたほうがよいでしょう．

アテローム血栓性脳梗塞

> ▶▶▶ 知っておきたいこと！
> - 高血圧，糖尿病，高コレステロールがリスク因子
> - ラクナ梗塞よりも重症

　アテローム血栓性脳梗塞は高血圧のほか，糖尿病，高コレステロール（hyperlipidemia）がリスク因子です．アテローム血栓性脳梗塞はラクナ梗塞よりも重症で，大脳皮質を含むことが多いです．ラクナ梗塞の場合は皮質下に多く，皮質を含むことはあまりありません．
　動脈の境界，前大脳と中大脳の間，中大脳と後大脳の間に起きた場合を分水嶺梗塞（watershed infarction）といいます．

治療

　アテローム血栓性脳梗塞の予防も抗血小板薬になります．アテローム血栓性脳梗塞とラクナ梗塞の血栓症は，抗血小板薬のアスピリン，クロピドグレル（プラビックス®），シロスタゾール（プレタール®），心原性脳塞栓症の場合は，抗凝固薬のワルファリンかNOACs，DOACsになります．脳梗塞が心原性脳塞栓症なのか，アテローム血栓性脳梗塞なのか，ラクナ梗塞なのかによって使用する薬剤が異なります．

脳梗塞急性期の診断と治療

▶▶▶ 知っておきたいこと！

- 6時間以内はCT，MRIではわかりづらい
- 発症4.5時間以内はrt-PA（recombinant tissue plasminogen activator）の静注が推奨されている
- 急性期血栓回収術は，rt-PAでも血栓が溶けない場合に行う

　まず病歴から発症時間を確認しますが，CTは6時間以上経たないとはっきりわかりません．Early CT signは発症から2時間で皮質の浮腫などがあれば脳梗塞と診断できますが，わかりづらいです．MRIも同じく6時間以上経たないとわかりづらいです．

　MRIの拡散強調画像（diffusion weighted image）は発症から30分で異常を検出することができますが，MRI自体が結構時間がかかるので，CTだけで出血がなければ，それで診断して治療に進むこともあります．

　灌流画像は造影剤が必要で，脳血流を評価することができます．

　図15左は脳梗塞の発症6時間以内のCTです．皮質と白質の境界が少し不明瞭です（矢印部分）．この患者は言語障害があるので，Broca野に異常がないか見ると出血はありません．皮質と白質の境界が不鮮明なので脳梗塞を疑います．翌日は左前頭葉が黒く写っています

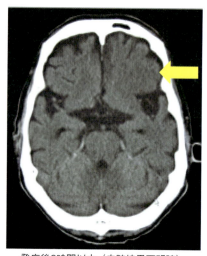 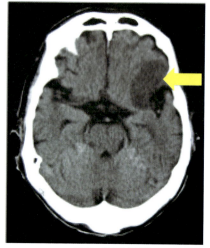

発症後6時間以内（皮髄境界不明瞭）　　　　　　　　翌日（低吸収域）

図15 脳梗塞のCT

ので，これは脳梗塞ということがわかります（矢印部分）．図のように発症6時間以内の皮質と白質の境界が不明瞭になったのが，臨床症状と合えばEarly CT signで，治療に進むことができます．翌日に黒くなってから治療しても手遅れです．

急性期治療は，発症4.5時間以内はrt-PA（recombinant tissue plasminogen activator）の静注が推奨されています．4.5時間以内ということになっていますが，早ければ早いほど効果があって，合併症が少ないです．遅ければ遅いほどリスクがあります．また，血栓回収療法という血管内治療もあります．

点滴ではオザグレル（カタクロット®），アルガトロバン（ノバスタン®），エダラボン（ラジカット®）などを使用します．脳がむくんできたらグリセオール®を使用します．頭蓋内圧があまりに高くなったら外減圧を行います．外減圧は頭蓋骨を外す手術です．

rt-PA 静注療法

rt-PAは，遺伝子組み換え組織プラスミノーゲン活性因子のことで，血栓を溶かす薬です（図16）．保険適応は発症から4.5時間以内の脳梗塞となっています．血栓を溶かすので，出血のリスクがあります．早いほど有効で，合併症が少ないです．

禁忌が決められています（表1）．脳出血を起こしたことがある人，手術を最近した人（脳

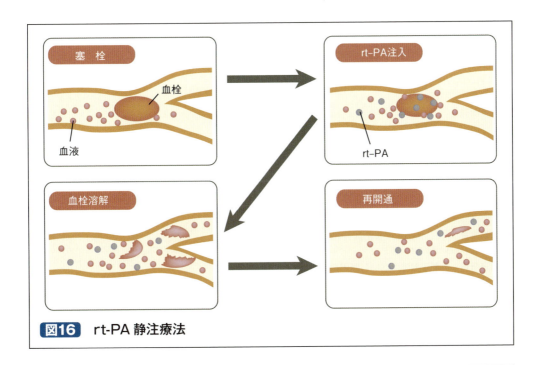

図16 rt-PA 静注療法

● rt-PA：recombinant tissue plasminogen activator

に関係なく胸部，腹部など）は出血の危険が高いです．最近の出血，血液凝固異常，すでに広範な脳梗塞がある場合は，効果がなくリスクが高くなります．慎重投与は75歳以上，意識障害，抗血栓薬を内服している場合です．

4.5時間以内に治療を行うには，発症から2時間くらいで搬送されないと難しいです．血液検査を行い，病歴を確認してからrt-PAを静注します．

図17は60歳の男性で，右麻痺で来院しました．拡散強調画像で淡い白の部分（矢印部分）が小さな脳梗塞で，MRAを撮ると左の中大脳動脈（矢印部分）が詰まっています．左の中大脳動脈が詰まれば右麻痺と失語になります．血栓溶解療法を行うと，最初にあった脳梗塞は残っていますが，血栓が溶けて中大脳動脈が戻りました．再開通して，脳梗塞にならずに済んだ症例です．

慢性期はリスク管理が重要です．高血圧，糖尿病，高脂血症を管理して，食事や肥満，禁煙，水分管理，運動などを指導します．また，抗血小板薬や抗凝固薬を内服し，脳梗塞を予防します．

表1　rt-PA 静注療法の禁忌

適応外	あり	なし
●発症～治療開始時刻4.5時間超　　＊発症時刻（最終未発症確認時刻）[　：　]　＊治療開始（予定）時刻[　：　]	☐	☐
●既往歴		
非外傷性頭蓋内出血	☐	☐
1ヵ月以内の脳梗塞（一過性脳虚血発作を含まない）	☐	☐
3ヵ月以内の重篤な頭部脊髄の外傷あるいは手術	☐	☐
21日以内の消化管あるいは尿路出血	☐	☐
14日以内の大手術あるいは頭部以外の重篤な外傷	☐	☐
治療薬の過敏症	☐	☐
●臨床所見		
くも膜下出血（疑）	☐	☐
急性大動脈解離の合併	☐	☐
出血の合併（頭蓋内，消化管，尿路，後腹膜，喀血）	☐	☐
収縮期血圧（降圧療法後も185mmHg以上）	☐	☐
拡張期血圧（降圧療法後も110mmHg以上）	☐	☐
重篤な肝障害	☐	☐
急性膵炎	☐	☐
●血液所見		
血糖異常（<50mg/dL，または>400mg/dL）	☐	☐
血小板100,000/mm^{3}以下	☐	☐
●血液所見：抗凝固療法中ないし凝固異常症において		
PT-INR>1.7	☐	☐
aPTTの延長（前値の1.5倍[目安として約40秒]を超える）	☐	☐
●CT/MR所見		
広汎な早期虚血性変化	☐	☐
圧排所見（正中構造偏位）	☐	☐

心筋梗塞の場合はDAPT（dual antiplatelet therapy）といいますが，アスピリンとプラビックス®など2剤飲んでいる人が多いです．特にステントを入れている場合は，血栓で詰まらないように2剤併用していることが多いですが，出血のリスクが高まります．循環器に問題がなければ基本的には1剤に減らしたほうがよいでしょう．

　内頸動脈に50％以上の狭窄がある場合は，狭窄部位を広げる頸動脈内膜剥離術（carotid endarterectomy：CEA），または頸動脈ステント留置術（carotid artery stenting：CAS）になります．

　もやもや病の場合は，バイパス手術などの手術を考慮しますが，あくまで予防のための手術です．すでにある脳梗塞はよくなりません．

脳梗塞に対する血管内手術

　急性期血栓回収術は，rt-PAでも血栓が溶けない場合に，発症6〜8時間までに行うものですが，施設により適応は広がっています．

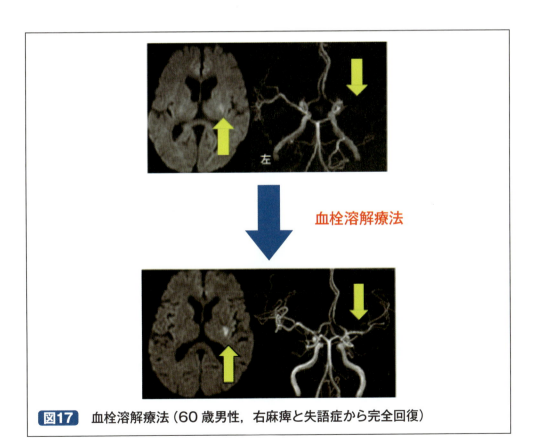

図17　血栓溶解療法（60歳男性，右麻痺と失語症から完全回復）

●DAPT：dual antiplatelet therapy　●頸動脈内膜剥離術：carotid endarterectomy　●CAS：carotid artery stenting

頸動脈狭窄の場合はステントを入れます（CAS）．CASは急性期だけでなく慢性期でもできます．

　原則として全身麻酔で，ヘパリンを投与します．血管内手術の場合は，血栓が血管の中でできる可能性があるので，必ず全身的にヘパリンを投与します．ですから脳梗塞，虚血と出血の合併症があります．翌日から経口摂取や歩行ができますが，穿刺した大腿部の血腫には注意が必要です．

　図18は94歳の女性で，拡散強調画像で右基底核の脳梗塞です．血管造影では，右の中大脳動脈が詰まっています．脳梗塞はここだけですが，虚血の範囲はもっと広いので，放っておけばもっとひどい脳梗塞になります．血栓回収療法を行い，Solitaire™（図19）というステントを血栓の中まで入れてステントを広げて，ステントごと血栓を引っ張ってきました．

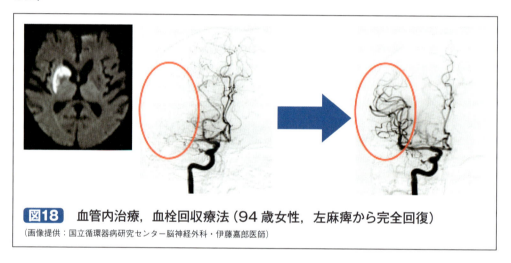

図18 血管内治療，血栓回収療法（94歳女性，左麻痺から完全回復）
（画像提供：国立循環器病研究センター脳神経外科・伊藤嘉郎医師）

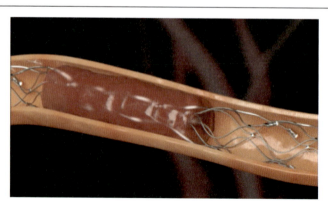

図19 ステント型血栓回収器具 Solitaire™
（画像提供：日本メドトロニック株式会社）

血管内血栓回収療法で血栓がなくなり，中大脳動脈の流れがよくなったことで，麻痺もよくなったという症例です．

抗血小板薬の休薬

抗血小板薬は，完全に効果がなくなるまで1週間かかります．ですから開腹手術，開胸手術，骨の手術といった深部の手術では，1週間休薬しないと出血のリスクが高くなります．

これに対して内視鏡や抜歯の場合は表面の治療なので，圧迫止血ができます．原則，休薬は必要ありません．ただ，ラクナ梗塞で血管が問題なく，脳梗塞のリスクも少ない場合は休薬しても問題ありません．また，白内障の手術（角膜を切りますが，角膜には血管ありません）も休薬は基本的に不要です．休薬すると脳梗塞の予防効果が低下するので，水分を摂取して，規則正しい生活を指導する必要があります．

抗凝固薬の休薬

ワルファリンは数日，DOACsは半日で効果がなくなります．手術で休薬する場合はヘパリンに置換します．ヘパリンは中止後6時間で半減しますので，止血確認後すぐに再開する必要があります．

脳梗塞に対する外科治療

急性期の手術はエビデンスがなく一般的ではありません．慢性期の手術は今後の脳梗塞を予防する手術です．すでに完成した脳梗塞や障害は手術しても改善しません．

●頸動脈内膜剥離術（carotid endarterectomy：CEA，図20）

総頸・内頸動脈の狭窄を直接改善します．

●頭蓋内外動脈バイパス術

脳動脈狭窄・閉塞，もやもや病で行われます．

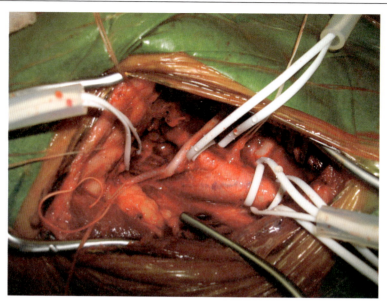

図20 carotid endoarterectomy (CEA)

3 頭部外傷

頭蓋骨骨折

▶▶▶ 知っておきたいこと！

- 診断はCT，3DCTがよい
- 気脳症：頭蓋内に空気があれば，頭蓋底骨折
- 線状骨折：基本的に保存的，自然治癒
  - 大泉門閉鎖前では成長骨折（growing fracture）に注意
- 陥没骨折：大きければ手術で整復
- 頭蓋底骨折：髄液漏の危険が高い
  - 前頭蓋底：髄液鼻漏，パンダの目
  - 側頭骨骨折：髄液耳漏，バトル徴候

症状・検査

　頭蓋骨骨折では，単純X線はほとんど役に立ちません．頭蓋骨骨折が疑われるような重症な頭部外傷では当然CTを撮りますが，3次元的に撮った3DCTのほうがよくわかります．

　頭蓋内には空気は存在しません．頭蓋内に空気が入ってしまうと気脳症になります．頭蓋内に空気が存在していれば，頭蓋底骨折を疑います．同時に髄液漏も疑います．

　線状骨折は基本的にはひびが入っているだけで，保存的に自然治癒します．ただ，大泉門が閉じる前の乳児の骨折の場合は，成長骨折（growing fracture）といいます．乳児は頭蓋骨がどんどん成長するので，骨折も成長していくのです．骨折が成長するとずれなどさまざまな合併症が起きるので，その場合は手術が必要になります．骨がしっかりと癒合するまで数ヵ月の間フォローが必要です．

　陥没骨折は骨の薄い子どもに多く，陥没が大きいと脳が圧迫されるので手術で整復します．陥没の程度が小さい場合は特に治療は必要ありません．ただ，額がくぼんでいると見た目の形が悪いですから，美容的な問題として手術を行うことがあります．もちろん，傷は残りますから，リスクとベネフィットを天秤にかけて判断します．

　頭蓋底骨折の場合，髄液漏の危険が高く，前頭蓋底に骨折があると，髄液が鼻から漏れます（髄液鼻漏といいます）．パンダの目というのは，皮下出血で目の周りが真っ黒になる

●成長骨折：growing fracture

ことです．また，側頭骨を骨折すると髄液が耳から漏れます（髄液耳漏といいます）．中耳炎や鼓膜が破けていると外耳から水が漏れます．側頭骨に皮下出血ができるのをバトル徴候といいます．

　頭部外傷では，パンダの目やバトル徴候がないかを観察します．これらがあった場合は，前頭蓋底や側頭骨の骨折を疑います．

髄液漏の治療・ケア

 髄液漏のケアのポイント
- まず安静にして自然に閉鎖するのを待つ
- 髄液が溜まって感染を起こすので，鼻や耳に栓をしない

　髄液漏は，まず安静にして自然に閉鎖するのを待ちます．逆行すると頭蓋内に感染を起こして，髄膜炎や脳炎になるので，それを予防するためにも安静が必要です．また，髄液が漏れているからといって，鼻や耳に栓をしてはいけません．髄液が溜まって感染を起こします．ですから，髄液鼻漏，髄液耳漏は垂れ流しにします．その際，漏れているほうを上にしてしまうと逆流して空気が入ってしまうので，漏れているほうを下にします．1〜2週間安静にして，それでも治癒しなければ開頭手術を考慮します．

脳震盪

▶▶▶ 知っておきたいこと！
- 脳震盪（concussion）は，嘔気や嘔吐，意識消失，一過性の健忘の症状がある
- 脳震盪は通常のCT，MRIでは異常は見つからない

症状

　脳震盪（concussion）を起こすと，嘔気や嘔吐，意識消失，一過性の健忘の症状があります．順行性健忘はぶつけた後のことを覚えていない健忘，逆行性健忘はぶつける前のことを覚えていない健忘です．

- 脳震盪：concussion

検査・治療

脳震盪は通常のCT，MRIでは異常はみられません．特殊な脳血流などを調べると異常があることもあります．子どもは吐くことが多く，症状が重ければ入院や輸液を考慮しますが，吐き気が軽ければ入院の必要はなく，自然軽快します．

急性硬膜外血腫

> ▶▶▶ 知っておきたいこと！
> ● 急性硬膜外血腫は骨折が原因のことが多い
> ● CTを撮って，増大があれば手術を考慮する

症 状

急性硬膜外血腫（acute epidural hematoma）は，硬膜の動脈が損傷することで起こります．原因のほとんどは骨折です．硬膜と骨の間に動脈性の出血が起きるので，脳は圧迫されますが，脳は硬膜に保護されているため圧迫されてもあまり症状は出ません．圧迫されてから症状が出るまでの間を意識清明期（lucid interval）といい，圧迫が進行すると意識障害や片麻痺などの症状が出てきます．

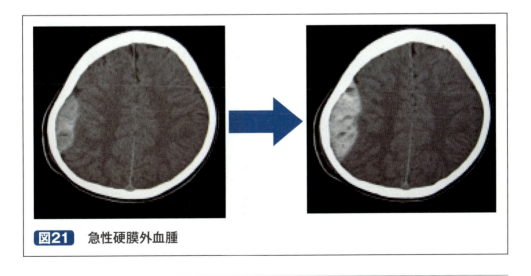

図21 急性硬膜外血腫

● 急性硬膜外血腫：acute epidural hematoma

検査・治療

来院時と2時間後にCTを撮り，増大があれば手術になります．

図21は車にはねられて搬送された高校生（女性）のCTです．硬膜と骨の間に出血があって，凸レンズ型で硬膜を無理やり剥がすように出血しています．来院時，症状はありませんでした．2時間後，血腫が大きくなっていますが，意識清明で麻痺もありませんでした．ただ，2時間でこれだけ大きくなったということは，次の日まで放っておいたらさらに悪化してしまいますから，この時点で手術を行いました．

急性硬膜下血腫

▶▶▶ 知っておきたいこと！
- 急性硬膜下血腫は脳の表面や架橋静脈という静脈が損傷する静脈性の出血が多い
- CTを撮って，増大があれば手術を考慮する

症状

急性硬膜下血腫（acute subdural hematoma）は，おもに脳表血管や架橋静脈の損傷による静脈性出血により起こります．急性硬膜下血腫は，くも膜と軟膜の上に出血するので，意識障害，けいれんなどの脳の障害が起きやすくなります．

検査・治療

最初に手術しない場合も，2時間後にもう1回CTを撮って，増大があれば手術を考慮します．脳損傷が強ければ予後は不良です．硬膜下血腫では多くの場合，脳挫傷を伴います．

図22は脳ヘルニアを合併している硬膜下血腫です．硬膜下血腫は，前後左

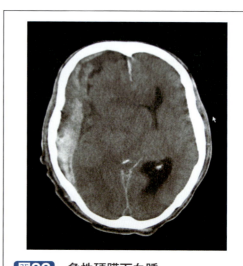

図22　急性硬膜下血腫

●急性硬膜下血腫：acute subdural hematoma

右に広がります．硬膜外血腫の場合は，硬膜を骨から無理やり剥がすので，比較的限局して凸レンズ型になりますが，硬膜下血腫の場合は三日月型といって，骨に沿って長く広がることが特徴です．

慢性硬膜下血腫

▶▶▶ 知っておきたいこと！
- 慢性硬膜下血腫は脳外科の手術で一番多い
- 治療は局所麻酔で穿頭ドレナージ術を行えば，30分程度で終わる

症 状

慢性硬膜下血腫は脳外科の手術で一番多いものです．頭部外傷後1～2ヵ月で徐々に血腫が溜まってきます．これは高齢者，抗凝固薬，抗血栓薬を内服している患者に多く，ジワジワ溜まります．

下の症例は頭をぶつけたときはまったく血腫がありませんでしたが，脳の萎縮は少しありました（図23左）．硬膜下に少し黒い水が溜まっていますが，1ヵ月後に外来に来てもらっ

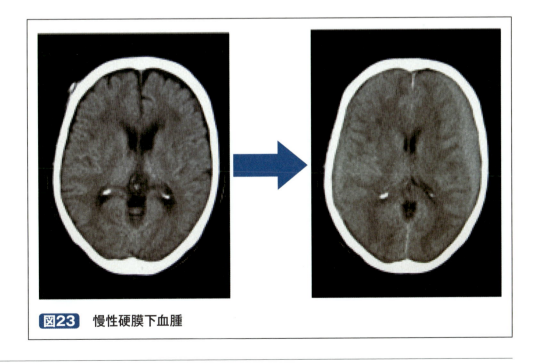

図23　慢性硬膜下血腫

たら図23右のような状態で，両側に硬膜下血腫があって，もともと見えていた脳のシワがまったく見えなくなっています．脳室も小さくなって，圧迫されています．

両側に硬膜下血腫がある場合は，片麻痺になりません．片方の場合は片麻痺になってわかりやすいですが，両側の場合は意識がボーっとする，ふらつくといった症状になることが多いのでわかりにくいです．

治療

慢性硬膜下血腫は液体です．急性硬膜下血腫は塊なので開頭しないと取れませんが，慢性硬膜下血腫は液体なので，局所麻酔の手術で取れます．局所麻酔で穿頭ドレナージ術を行えば，30分程度で終わります．

脳挫傷

▶▶▶ 知っておきたいこと！
- CTでの頭蓋内への空気の混入は，頭蓋底骨折を示す
- 脳挫傷はCTで白（出血）と黒（脳浮腫）が混在

図24は右の側頭部に白いところ（出血）があります．CTは，患者の足元から見ているので，画像の左側が患者の右側になります．黄色の矢印の先の黒いところが気脳症で，ここに空気が入っているということは頭蓋底に骨折があることを意味しています．

次の日になると，気脳症は消えました．保存的加療で気脳症はよくなりましたが，脳挫傷の出血が増えています．CTでは，脳がむくむと透過性が亢進するので黒くなります．浮腫が治ればまた灰色に戻ります．急性期の出血は白く，脳挫傷も白く写ります．出血が消えてくれば黒くなります．

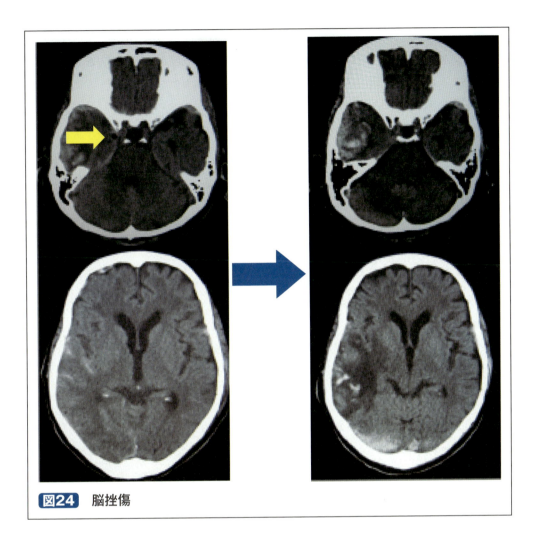

図24 脳挫傷

スポーツ外傷

▶▶▶ 知っておきたいこと！

- スポーツ外傷の多くは脳震盪
- セカンドインパクト症候群に注意する

　スポーツ外傷の多くは脳震盪です．アイススケートの羽生結弦選手が，試合前の練習で他の選手とぶつかって脳震盪を起こしたのは，皆さんご存知でしょう．脳震盪は画像を撮っても異常はありません．頭痛，めまい，ふらつき，嘔気といった症状があり，こういう症状があれば絶対安静です．

頭痛，めまい，ふらつき，嘔気などの症状があれば，すぐに競技や練習に復帰してはいけません．なぜならば，セカンドインパクト症候群という危険があるからです．脳震盪の症状がある人が，再度脳震盪を起こすと大きな脳挫傷，脳損傷を起こして，重い後遺症が残ることがあるといわれています．

　競技ごとのガイドラインはありますが，すべてのスポーツでガイドラインがあるわけではなく，学校で行うスポーツがガイドラインに沿っているとは限りません．柔道の授業などで脳震盪を起こして後遺症が残ってしまったケースもあり，注意が必要です．

小児頭部外傷

▶▶▶ 知っておきたいこと！
- 小児の頭部外傷は，まず虐待を鑑別する
- 乳児の場合は，頭を打撲しなくても硬膜下血腫になる（乳幼児揺さぶられ症候群）

　小児の頭部外傷は，まず虐待を鑑別します．虐待が疑われれば児童相談所へ連絡します．小学生以上であれば本人から病歴を聞きます．虐待の場合，時期の異なる多発外傷（右や左のさまざまなところに外傷があって，古いものと新しいものが混ざっています），眼底出血をよく見かけます．

　また，乳児の場合は，頭を打撲しなくても硬膜下血腫になります．乳幼児揺さぶられ症候群といわれるものです．赤ちゃんが泣き叫んでいて止まないときに，肩を持って前後にゆさぶることで，静脈が切れて硬膜下血腫になることがあります．ゆさぶると静かになりますが，それは硬膜下血腫を起こしているからかもしれません．

　乳児の大泉門は柔らかいので，大泉門が張っている場合は頭蓋内圧亢進の可能性があるので，まず観察が必要です．必要に応じてCTやMRIを追加で行います．

4 脳腫瘍

脳腫瘍の症状と診断・治療

> ▶▶▶ 知っておきたいこと!
> - 頭蓋内に発生する腫瘍すべてが脳腫瘍
> - 原発性：頭蓋内組織が発生母地，単発が多い
> - 転移性：他のがんが頭蓋内に転移，多発が多い
> - 良性：年単位でゆっくり増大，転移はない
> - 悪性：週～月単位で増大，転移もあり
> - 脳実質内：脳に発生
> - 脳実質外：髄膜など脳の周囲から発生

　頭蓋骨の中にできた腫瘍は，すべて脳腫瘍といいます．つまり頭蓋内腫瘍ということです．脳腫瘍には原発性と転移性があります．原発性は，頭蓋内の組織が発生母地の腫瘍で，多くが単発です．転移性は，頭蓋外のがんが頭蓋内に転移するので多発がほとんどです．

　良性の場合は，年単位でゆっくり増大し，転移はありません．悪性の場合は，週単位，月単位で増大するので，転移もあります．また，脳に発生する腫瘍は，ほとんどが脳実質内です．脳実質外は，髄膜など脳の周囲から発生する腫瘍で，髄膜から発生すれば髄膜腫になります．

症状

●局所症状

　脳が圧迫されると，障害された脳の症状が出ます．運動の経路が障害されれば片麻痺，言語中枢なら言語障害，大脳皮質ならけいれんなどが起きます．脳神経が圧迫されれば脳神経症状が出ます．下垂体を障害すればホルモン症状が出ます．

●頭蓋内圧亢進

　髄液の流れをせき止めると水頭症になり，頭蓋内圧亢進になります．腫瘍そのものが大きくなって頭蓋内圧亢進することもあります．頭痛，嘔吐，うっ血乳頭によって視力低下

なども起きます．ですから，前頭葉，側頭葉など運動中枢・言語中枢から離れた病変では，頭蓋内圧亢進で発症することがよくあります．

診 断

症状があればCTを撮ります．腫瘍が疑われたら造影CT，造影MRIを行います．CTよりMRIのほうがわかりやすいです．転移性が疑われる場合は，頸から骨盤まで造影CTを撮って，腫瘍がないかどうか検査します．頸は甲状腺，骨盤は女性の場合は子宮や卵巣，男性の場合は前立腺まで腫瘍性病変がないかどうかを見ます．また，消化管のがんや肺の病気などがないか病歴も確認します．最終的には手術で病理診断を行えば，診断が確定します．

●神経膠腫

脳実質腫瘍で一番多いのは神経膠腫（glioma）です．これは膠細胞（glia）から発生する腫瘍で，脳実質に浸み込みます．ですから境界が不明瞭で，全摘は基本的に難しいです．星細胞（astrocyte）からできたのが星細胞腫（astrocytoma），稀突起膠細胞（oligodendrocyte）からできたのが乏突起神経膠腫（oligodendroglioma）です．神経膠腫は，国際保健機関（WHO）によって悪性度のグレードが決まっています（表2）．

治 療

❶ 手 術

手術の目的は病理診断を行い，腫瘍の体積を減らすことです．良性の場合は手術で全摘できれば治ります．しかし，機能している正常脳を損傷すると日常活動性（activity of daily living：ADL）が低下するので，正常脳は損傷しないように手術をしなければいけません．ADLが低下すると生命予後も悪化します．脳幹などの深いところの腫瘍の場合，手術が難しくてできない，あるいはバイオプシー（組織を確認するだけで腫瘍の体積は減らせない）だけということもあります．

表2 WHOによる悪性度のグレード

グレード1	良性	これはほとんど再発しない．手術で全摘できればほとんど治る
グレード2	中間	必ず再発する．平均余命5年
グレード3	悪性	退形成性（anaplastic）で余命2年
グレード4	超悪性	膠芽腫（glioblastoma）で余命1年

●覚醒下手術

　言語中枢や運動中枢に近い場合は，覚醒下手術になります．これは全身麻酔をかけて開頭したあとに，1回麻酔を覚まします．そして言語中枢付近の手術中に，患者と会話を行い，言語障害が出ないかを確認しながら行います．言語障害が出たら，その部分は言語中枢ですからそれ以上損傷してはいけないことが確認できます．

●ナビゲーション

　カーナビで車が今どこを走っているのかがわかるのと同じように，MRI画像で今どこを手術しているかを映し出すことができます．

●術中MRI

　大きな病院では術中MRIができる病院があります．手術室の中にMRIがあり，開頭して腫瘍がある程度取れたところで，閉頭しないで，そのまま隣の部屋に行ってMRIを撮り，MRIの所見で追加手術をするか閉頭するかを判断します．

＊

　神経膠腫は，正常の脳に浸み込みます．境界が不明瞭なので，どこまで腫瘍を取ればいいか，肉眼的にはわかりません．また，ほとんどの場合は全摘できません．なぜならば正常の脳に浸み込んでいるから，必ず正常の脳に腫瘍が残ります．悪性腫瘍の場合は，CTやMRIで造影される腫瘍をまず取りますが，造影されないところにも細胞レベルでは腫瘍が浸み込んでいます．そういう場合，手術で正常脳まで傷つけるとADLが下がるので，そこまでは取りません．あとは放射線療法や化学療法による治療になります．

❷ 放射線治療

　悪性神経膠腫の場合は放射線治療が必要になります．X線分割照射，1回2Gyで30回の合計60Gyが基本です．放射線量が多くなるほど腫瘍細胞は死にますが，必ず正常脳に障害が起きます．60Gyというのは，正常の脳がなんとか耐えられる放射線量です．

　超悪性の場合は，90Gyや100Gyの放射線を当てたいところですが，必ず正常脳に障害が出ますので，患者の状態と予後を考えて放射線量を決めます．

●定位照射

　これは物理的に照射野を腫瘍のみに限局する方法です．ただ，神経膠腫の場合は先ほど説明したように境界が不明瞭なので，物理的に限局しても放射線が当たらないとこ

ろにも必ず腫瘍細胞があります．良性腫瘍の場合は境界明瞭なので，定位照射ができます．stereotactic radiotherapy（SRT）は数回に分け行うものです．stereotactic radiosurgery（SRS）やガンマナイフは，1日で放射線治療が終わりますので，2泊3日程度の入院で実施できます．

●陽子線治療，重粒子線治療

陽子線治療，重粒子線治療は，現在，筑波大学や群馬大学，放射線医学総合研究所など限られた施設でのみ行うことができます．これまでの放射線はX線でしたが，これらは放射線の質が異なります．陽子線や重粒子線は，それぞれX線よりもより効果の高い放射線です．物理的に腫瘍だけに限局して当てます．

●中性子捕捉療法

中性子捕捉療法は，筑波大学や京都大学，大阪医科大学などで行っています．これは化合物と中性子の反応で，腫瘍細胞だけを照射する方法です．中性子は，普通の加速器ではなかなかできなかったので，原子炉が必要でしたが，最近，加速器からも中性子を当てられるようになり，一部の施設で行われていますが，まだ普及していません．

❸ 化学療法

神経膠腫に対する化学療法は，テモダール®という抗がん剤を使用します．吐き気や血球減少の副作用がありますが軽度です．ギリアデル®は，手術のあとに術野に置いてくる抗がん剤です．アバスチン®は化学療法ではないですが，静脈注射で脳浮腫を軽減する薬です．また，乏突起神経膠腫に関してはPAV（procarbazine，ACNU，vinscristin）という3つの抗がん剤のカクテル療法が有効なことがあります．また，免疫療法としてインターフェロンやワクチンなどもあります．

事例

図25は30代男性，頭痛で発症した悪性脳腫瘍で，術前は真ん中に造影される腫瘍が左右にまたがっています．左の前頭葉がちょっとlowになっているところが良性脳腫瘍の星細胞腫（astrocytoma）で，真ん中が膠芽腫（glioblastoma）です．手術で良性腫瘍は全部取りましたが，反対側に少しだけ腫瘍が残りました．手術，放射線療法，化学療法，免疫療法を行い，一度社会復帰はできました．

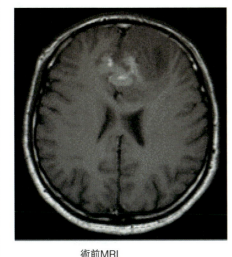
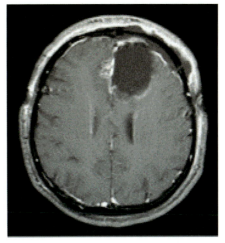

術前MRI　　　　　　　　　　　　　　術後MRI

図25 悪性脳腫瘍

髄膜腫

▶▶▶ 知っておきたいこと！

● 大腫瘍，有症状，若年者は手術を考慮する
● ほとんどが良性で，全摘すれば治癒する

　髄膜腫は，硬膜から発生する腫瘍で，小さければ症状はありません．無症状で発見されることもあります．増大すれば脳を圧迫したり，脳神経を圧迫したりします．ほとんどが良性で，全摘できれば治ります．

　小さな腫瘍や症状がない場合，高齢者の場合は経過観察でよいでしょう．大きな腫瘍や症状がある場合，若年者の場合は手術を考慮します．腫瘍が大きくなると正常の神経や血管を巻き込んで，手術が難しくなります．手術で全摘できない場合，あるいは悪性髄膜腫が稀にあります．そのような場合は放射線治療の追加が必要になることがあります．

下垂体腺腫

▶▶▶ 知っておきたいこと！
- 下垂体腺腫は，多くが下垂体前葉から発生する
- 下垂体腺腫は，ほとんどは良性．手術で取り切れない場合は，放射線治療を考慮する

　下垂体腺腫は，多くが下垂体前葉から発生します．ホルモンを作るものと作らないものがありますが，作るほうが症状は出やすいです．ホルモンを作らないもの（ホルモン非産生）は，腫瘍が大きくなって視神経を圧迫して初めて症状が出ます．視神経交差の下にありますので，視力障害や視野障害で発症します．

　ホルモンを作るもの（ホルモン産生）は，ホルモンによって症状が決まります．成長ホルモン（growth hormone：GH）を産生すると末端肥大症，乳汁分泌ホルモン（prolactin：PRL）を産生すると乳汁分泌，無月経となります．女性の場合は無月経でわかりますが，男性の場合は月経がないので，プロラクチン産生腫瘍は男性では発見が遅れます．男性でも乳汁分泌が出ることがありますね．あとはインポテンツなどになることもあります．それから副腎皮質刺激ホルモン（adrenocorticotropic hormone：ACTH）が過剰になるとCushing病，肥満になります．甲状腺刺激ホルモン（thyroid stimulating hormone：TSH）が過剰になると，甲状腺機能亢進症になります．

　下垂体腺腫の場合は，ほとんどは良性です．経鼻内視鏡で手術を行います．髄液が鼻に漏れることがありますので，漏れないようによく閉鎖して，必要があれば皮下脂肪などを詰めて縫い合わせます．そして安静にすることが必要です．

　手術で取り切れない場合は，放射線治療を考慮します．GHとPRLの場合は，薬でホルモンの産生を抑えて腫瘍を小さくすることもできますが，薬物投与が長期にわたります．また，カベルゴリンなどの内服薬で腫瘍を抑制できるものもあります．

- 成長ホルモン：growth hormone：GH　　●乳汁分泌ホルモン：prolactin：PRL
- 副腎皮質刺激ホルモン：adrenocorticotropic hormone：ACTH　　●甲状腺刺激ホルモン：thyroid stimulating hormone：TSH

神経鞘腫

>>> 知っておきたいこと！
- ●神経鞘腫は末梢神経からできた腫瘍
- ●症状は，難聴，耳鳴り，めまいなどの聴神経症状
- ●良性腫瘍なので手術で取れれば治る

　神経鞘腫は末梢神経からできた腫瘍で，シュワン細胞からできており，ほとんどは良性です．頭蓋内では前庭神経（聴神経）からできます．小脳橋角部腫瘍は小脳と橋の間ですが，ここにできる腫瘍は，前庭神経の神経鞘腫か髄膜腫になります．

　症状は，難聴，耳鳴り，めまいなどの聴神経症状です．顔面神経がすぐそばにありますから，顔面神経麻痺になることがあります．増大すると小脳，脳幹を圧迫するので，歩行障害やふらつきが起こります．

　良性腫瘍なので手術で取れれば治りますが，聴力がすでに落ちている場合は，聴力温存が難しいこともあります．顔面神経がすぐそばにあるので腫瘍によって圧迫されると，顔面神経を傷つけ顔が曲がってしまいます．顔面神経を温存するため，顔面神経を刺激しながら手術を行う場合もあります．

　手術ができない場合，全身麻酔ができない場合，手術をしたけれど腫瘍が残存した場合，最初から手術をするほど大きくないという場合は，ガンマナイフや放射線治療で小さくなることもあります．

転移性脳腫瘍

>>> 知っておきたいこと！
- ●腫瘍が脳に転移したという時点で，がんの末期を意味する
- ●全身に転移している可能性があり，全身の評価を行い，今後の治療を決定

　腫瘍が脳に転移したという時点で，がんの末期を意味します．その時点で全身に転移している可能性があります．ですから全身の評価をして，今後の治療を相談します．脳転移の症状や片麻痺，頭蓋内圧亢進がある場合，手術をすればそれがよくなる，今後半年ぐらいは生きられる見込みがある人は手術をしたほうが症状はよくなり，残りのADLが改善します．

手術で取れるのは原則として1個の転移だけです．そのあと必ず放射線治療が必要になります．放射線治療には全脳照射と定位照射があります．

　全脳照射は全脳に放射線を当てます．これは画像で見えている腫瘍細胞はもちろん，見えていない腫瘍細胞も含めて，その時点で転移している腫瘍細胞を全部やっつけるという意味です．ただ，全脳に当てると認知症になる可能性があります．また，再発した場合，さらに追加照射することができないことが多いです．生命予後が1年なくて，再発もやむを得ない場合は全脳照射を行います．

　定位照射は，腫瘍だけに照射します．ただし，放射線を当てていないところから再発することはあり得ます．その場合は，追加で放射線治療が可能です．ガンマナイフも定位照射です．認知症になることは少ないです．最近はこの定位照射が積極的に行われています．

　化学療法は，原発巣の治療に準じて行いますが，脳転移にはあまり効果がありません．

　図26は70代の女性で転移性脳腫瘍の造影MRIです．子宮がんの病歴があって，頭痛，片麻痺で来院しました．図26左は丸く造影されている腫瘍が大脳の前のほうにあり，周りに脳浮腫があります．開頭手術を行い脳の表面に穴を開けて，腫瘍だけ取りました．図26右は術後のものです．

　腫瘍を取ったことで脳浮腫は改善し，片麻痺もなくなりました．しかし，まだ腫瘍細胞が周囲にあるので，放射線治療を行い，1年間は再発がありませんでした．その後，再発はありましたが，1年以上は元気でいられた手術を行ってよかった事例です．

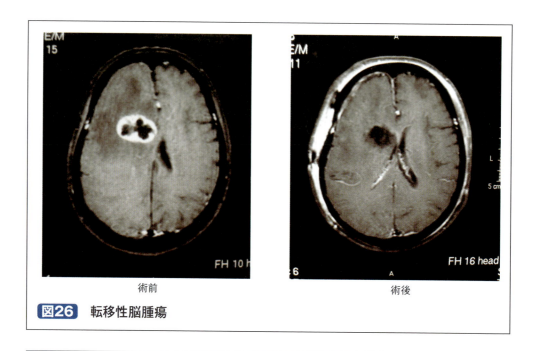

術前　　　　　　　　　　　　　　　術後

図26　転移性脳腫瘍

Part5
脳神経外科における術前・術後ケア

1 脳神経外科におけるケア

 脳神経外科におけるケアのポイント
- 入院患者の日々の観察
- 指示の確認
- 患者の体位にも注意
- 日常生活支援
- 精神面のサポート

入院患者の日々の観察

勤務が始まったら担当患者のバイタルサイン，神経所見を確認し，申し送りと変化がないかをみます．明らかな悪化があった場合は，再度確認して，医師へ報告します．

血圧の上昇

血圧が上昇する場合は，頭蓋内圧亢進や脳血管障害の再発を疑います．もともと高血圧がある場合は，降圧治療が不十分であることを示唆します．降圧薬追加など血圧上昇時の指示が出ていれば，それを使用しましょう．

血圧の低下

血圧が急に低下している場合は，ショックを疑います．ショックの原因は心原性，脱水，神経原性，感染性など多数あります．頭蓋内出血のみでは出血性ショックにはなりません．感染性では通常は発熱を伴います．神経原性ショックは迷走神経反射による失神から，脳ヘルニア，脊髄損傷によるショックまで，原因は多数あります．ショックでは輸液，昇圧薬を投与し，治療をしながら，原因を検索します．

発熱があれば，感染症を疑います．痰，咳があれば上気道炎，肺炎を疑います．経口食や経管栄養が出ている患者では誤嚥がないかを確認します．腹痛，下痢があれば腸炎を疑います．頻尿，残尿感があれば尿路感染症，膀胱炎，腎炎などを疑います．

担当医に報告し，必要な検査，指示をもらってください．

神経所見

神経所見は意識，麻痺，言語などを勤務帯ごとにみる必要があります．

特に意識障害，麻痺，言語障害があることが申し送られている患者では，前勤務帯と同じかどうかを確認してください．脳病変の進行で悪化します．重症患者では数分で変化するので，ICUなどでは頻回の観察が必要です．

点滴，尿カテ，経鼻胃管，ドレーンなどが留置されている患者では挿入部位を観察してください．経鼻胃管やドレーンはきちんと固定されているか，深さは前勤務帯と変わりがないかを確認します．不穏などのある患者では，自己抜去のリスクがあります．必要に応じて抑制したり，抜去されないように気をつけましょう．清拭や検査で移動の際に，特に注意が必要です．

指示の確認

安静度，経口，バイタル測定，モニター装着，入浴，酸素投与などの継続指示を確認します．これらは患者の状態で変化するべきものです．

状態の悪い場合はより安静で，バイタル測定も頻回に必要です．状態が落ちついた患者は歩行などのADLを拡大して，退院を目指します．看護師の看護能力をより重症な患者に集中できるように，医師と相談して，指示を定期的に見直しましょう．

　発熱時，頭痛時，嘔気時，便秘時，不穏時，不眠時など予想される変化に対して，継続指示が出ていれば，それを使用します．頻回に使用したり，見直す必要があれば，医師と相談して，指示や内服を調整しましょう．

患者の体位

　頭蓋内圧亢進の危険がある患者では，30度のベッドアップがよいでしょう．これは頭部を挙上することにより頭蓋内からの静脈灌流を促進するためです．頭蓋内への動脈血の流入は血圧と頭蓋内圧で決まるので，体位はあまり関係ありません．

嘔吐の危険がある患者では，顔面を側面に向けて，嘔吐しても誤嚥しないように注意します．舌根沈下気味の場合も顔を横に向けることで，ある程度は気道が確保されます．それでも気道が狭窄する場合は，エアウェイか気管内挿管が必要となるので，担当医に連絡します．

　麻痺のある患者では良肢位を保つようにします．麻痺のある四肢は循環障害を起こしやすく，痛み感覚も低下していることが多く，圧迫されないように保つようにします．
　安静が必要な急性期でも体位変換は必要です．特に意識障害，感覚障害があると褥瘡，呼吸循環障害を起こしやすいです．エアマット，ウォーターマットなどの使用も考慮し，必要な体位変換を定期的に行ってください．皮膚の衛生，栄養状態も重要で，これらを良好な状態で維持することにより褥瘡や感染症を予防できます．

日常生活支援

　回復に応じて坐位，立位，歩行へと訓練していきます．リハビリテーション技師と協力して，できるだけ離床を促すことが回復を早めます．

特に長期に安静にしていると，急に起こすと起立性低血圧を起こしやすいため，徐々に起こすようにします．

　患者自身が起きれるようになってくれば，見守りし，転倒に注意します．坐位が安定すれば，車いすに乗る時間を増やしましょう．歩行器，下肢装具，杖などはリハビリテーション技師や医師と相談して使用します．

　意識障害や嚥下障害があれば経口は慎重に行います．誤嚥すれば肺炎になって生命の危険があります．少量の飲水をさせて，むせなければ飲水，内服は可能です．嚥下障害があれば，言語聴覚士と嚥下の評価を行いながら，嚥下訓練食，とろみ食から開始します．誤嚥が強ければ，経口摂取は困難で，経管栄養などを考慮します．

食事，トイレ，着替えなど本人のできる機能を発揮できるように支援しましょう．麻痺患者のための食事道具，衣服，補助具などがあり，積極的に使用します．食器は持ちやすく，滑りづらいものを工夫しましょう．ボタンやファスナーは麻痺患者には困難で，マジックテープなどの衣類を用意します．

言語障害がある場合

　言語障害がある場合は，言語のみのコミュニケーションでは支障があります．言語聴覚士による言語訓練に合わせて，本人の障害，その回復程度を理解し，必要に応じて身振りなども使用します．気管切開などで発声ができないが意識があるのであれば，筆談やパソコンによる会話なども考慮します．

半盲，空間失認，失行などがある場合

　半盲，空間失認，失行などがある場合は，その病態を理解して，患者にわかるようにコミュ

ニケーションしてください．

 患者のできないことを残念がるよりもできることをほめて，前向きに目標を共有してください．

精神面のサポート

　看護師は患者の最も近くにいる医療の専門家です．疾患や治療の知識があまりない患者とその家族は医療の素人です．よって，自分や家族が病気になって入院や治療が必要な状態になっても，今後どうなるのかはほとんどわかっていません．経験もないし，見たことも聞いたこともないことがほとんどです．医療従事者にとっては日常の業務でも，患者とその家族にとっては一生に一度あるかないかの体験なのです．

　医師は入院や治療が必要な状態と判断したら，患者・家族に説明します．危険性のある手術や検査では文書で説明し，承諾書にサインをしてもらいます．言葉の上では理解していても，経験のない患者・家族にとっては，そのとおりなのか，実際はどうなるのかなど不安も大きくあります．

 一度説明してもらった医師に再度，同じことを聞くのはためらう患者も少なくありません．その際に，最も近くにいる看護師が，その不安をくみ取って，寄り添ってあげることが不安を和らげます．

　重症や治療困難な疾患では医師も不安を抱えて治療しています．患者・家族の不安を無理に消すのではなく，一緒に病気と戦うという勇気，目標を共有できればよいのです．患者がよくなるかどうか，満足できるかどうかは看護師の働きが重要なのです．

2 脳神経外科の術前ケア

 術前ケアのポイント

- 入浴，洗髪，顔面，口腔，鼻腔内などを清潔にする
- 手術室で部分剃毛(現在は全剃毛しないことがほとんど)
- 術前のマーキングはなし
- 説明同意書(手術，麻酔，輸血，抑制)の確認
- 血液型，感染症，心電図，胸部X線，肺機能の確認
- 当日は食止め，点滴
- 内服薬は必要なもののみ当日内服
- 抗血小板薬は必要であれば継続

　脳神経外科の術前処置としては，入浴，洗髪，顔面，口腔内や鼻腔内などすべてを清潔にします．下垂体の手術などで鼻から内視鏡を入れる場合は，鼻毛を切るなど鼻の中を清潔にします．また，開頭手術は，以前は全剃毛でしたが，今はほとんどの施設で手術室での部分剃毛かあるいは無剃毛となっています．

手術の同意説明書

　手術，麻酔，輸血，抑制などの説明書を確認して，手術の準備として血液型，感染症，心電図，胸部X線，肺機能などを確認します．当日は食止め，点滴を行い，内服薬は抗けいれん薬や降圧薬など必要なものは当日服用しても問題ありません．当然，抗血小板薬も必要であれば，飲んだまま手術することはあります．

3 脳神経外科の術後ケア

 術後ケアのポイント

- 全身麻酔でも通常は抜管帰室
- 酸素マスク，モニター装着
- 翌日にCT，血液検査，輸血は返却
- 意識など問題なければ，坐位，飲水，内服可
- ドレーン留置中は引っ張らないように管理
- ドレーン抜去後，麻痺などなければ歩行可
- リハビリテーションは翌日から症状に応じて介入

術後は，全身麻酔の場合でも普通は抜管して帰室します（特殊な場合は，抜管しないで全身麻酔をかけたまま帰室することもあります）．また，酸素マスクやモニターは装着していますが，多くの施設では，手術の翌日にCTや血液検査を行い，貧血がなければ輸血は返却することが多いと思います．

手術翌日，意識に問題なければ坐位で飲水して問題がなければ内服ができます．

 ドレーンが入っていますので，ドレーンが引っ張られないように管理しましょう．

自己抜去しないように抑制が必要ならば行います．ドレーンを抜去したあとは，歩行も可能です．リハビリテーションが必要な人は，翌日から症状に応じてリハビリテーションを始めることになります．

創部処置

頭の傷は，術後1～2日目に消毒をして，ドレーンを抜去することが多く，皮下ドレーンや硬膜外ドレーンはだいたい翌日に抜きます．

部分剃毛では頭髪そのものでガーゼを固定します．

ガーゼと髪の毛の上にテープを貼っても，髪の毛でガーゼが浮いてしまうので，髪の毛をテープでガーゼの上で固定することが多いです．

　感染がなければ，ガーゼは術後3日くらいで剥がして開放します．施設によって異なりますが，術後3日目頃から頭を洗っても構いません（ドレーンが入っている場合は頭を洗わないこともあります）．抜糸，抜鉤は術後7日目前後が基本です．糖尿病のある患者や再手術の患者の場合は，術後10日目まで遅らせることが多いです．

消毒には，ポビドンヨードを使うと色がついてしまうので，無色透明のクロルヘキシジンがよいでしょう．

ドレナージ，ドレーンの管理（表1）

脳室ドレーン，脳槽ドレーン，腰椎ドレーン（図1）

　脳神経外科で入れるドレーンは，脳室ドレーン，脳槽ドレーン，腰椎ドレーンなどがあります．これは髄液を排液するドレーンですから，くも膜下出血の場合などで入れます．陽圧で開放します．

　基準は真上を向いて寝ている状態で，外耳道をゼロ点として，そこから5～10cmという高さで開放して，それより圧が高くなると髄液がドレナージされるような陽圧で開放します（図2）．検査に行くときは4ヵ所のクレンメをクランプして移動します．また，ヘッドアップを続けるときは，その高さでまた圧を調整します．外耳道の高さが変わったらドレーンの高さも変える必要があります．一方通行のアクティバルブは，つけたまま歩くことができます．

表1 ドレナージの種類と目的・特徴

	脳室ドレナージ	脳槽ドレナージ	脳実質腔ドレナージ	スパイナルドレナージ	硬膜下ドレナージ	皮下・硬膜外ドレナージ
目的	●脳脊髄液の排出により頭蓋内圧をコントロール	●血性髄液の排出により頭蓋内圧コントロール ●薬物投与	●脳内血腫排出 ●膿瘍排出 ●薬物投与	●血性髄液の排出により頭蓋内圧のコントロール ●髄液漏の修復 ●薬物投与	●血腫や滲出液の排出	●血腫や滲出液の排出
適応	●くも膜下出血 ●脳室内出血 ●急性水頭症	●くも膜下出血	●脳内出血 ●脳膿瘍	●くも膜下出血 ●水頭症 ●髄膜炎 ●髄液漏	●慢性硬膜下血腫 ●硬膜下膿瘍	●開頭術後全般
挿入部位	●側脳室下角	●脳槽	●脳実質腔	●脊髄周囲のくも膜下腔（第3・4または第4・5腰椎間）	●硬膜下	●皮下・硬膜外
起こりやすいトラブル	●チューブの閉塞 ●オーバードレナージ ●クランプ類の開け忘れ ●エアフィルタの汚染, 感染など	●チューブの閉塞 ●オーバードレナージ ●クランプ類の開け忘れ ●エアフィルタの汚染, 感染など	●チューブの閉塞 ●腔からの脱落, 感染など	●チューブの閉塞 ●チューブの切断 ●抜去後の髄液漏 ●クランプ類の開け忘れ ●エアフィルタの汚染, 感染など	●凝血塊などによるチューブ閉塞	●凝血塊などによるチューブ閉塞
抜去時期	●術後数日～22週間前後	●術後2週間前後	●内容液消失まで	●術後数日～2週間	●術後1日～数日	●術後1日～2日

（工藤孝子：術後看護：ドレーン管理, 創管理. 急性・重症患者ケア 3(2)：365, 2014より引用）

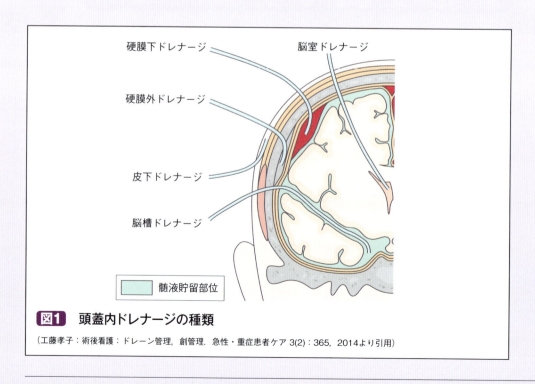

図1 頭蓋内ドレナージの種類

（工藤孝子：術後看護：ドレーン管理, 創管理. 急性・重症患者ケア 3(2)：365, 2014より引用）

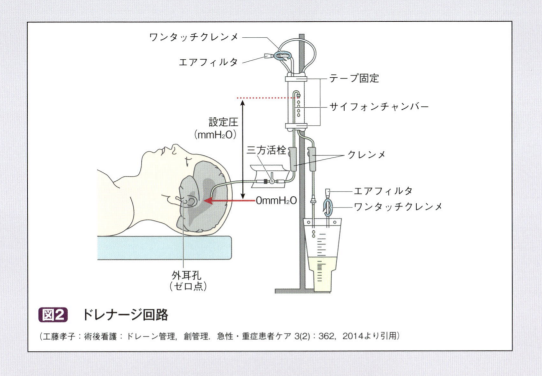

図2 ドレナージ回路

(工藤孝子:術後看護:ドレーン管理,創管理.急性・重症患者ケア 3(2):362,2014より引用)

脳内血腫ドレーン,硬膜下ドレーン(図1)

　脳内血腫にドレーンを入れる場合があります.脳内血腫(脳実質腔)ドレーンの場合は閉鎖式になります.閉鎖式は外と交通がない,外の空気に触れないということです.また,硬膜下ドレーンも同様です.慢性硬膜下血腫の場合も,外の空気と触れないように閉鎖式のドレーンになります.

> 閉鎖式のドレーンは枕元に置いておけばいいのですが,患者が動いてしまったりするとドレーンが引っ張られたりするので,患者の身体に固定する場合もあります.頭から出ているドレーンは,耳たぶのあたりに固定します.

硬膜外ドレーン,皮下ドレーン(図1)

　硬膜外ドレーン,皮下ドレーンは陰圧で引きます.本来何もないところに血腫が溜まってはいけないので,陰圧で引いて,溜まらないようにします.ときどき硬膜外ドレーンから髄液が引けることがあります.それは硬膜が縫い合わさっていないか,あるいは陰圧でもくも膜下腔の髄液が硬膜外まで引けてしまう場合なので,その場合は陰圧を下げるかドレー

ンを早めに抜くかを考慮します．

　留置する場合は毎日排液量を観察します．そして，ドレーンが皮膚から何cm入っているかを毎日観察して，抜けていないかどうかを確認します．

 ドレーンが長くなれば長くなるほど抜ける危険が高く，感染の危険もあるので注意しましょう．

索 引

欧文索引

A
AFP ················· 087

B
BAD ················· 112
Broca失語 ············· 039
Broca野 ········· 012, 038

C
CEA ················· 087
CHADS2 ·············· 114
CHADS2-VSc ·········· 114
Cheyne-Stokes呼吸 ····· 049
CO ·················· 057
CO_2 ················ 057
CT ·····················
　061, 066, 067, 097, 100, 132
CT読影 ··············· 090
CT脳槽撮影 ············ 071
CTの禁忌 ············· 067
CTの特徴 ············· 062
CTパーフュージョン ······ 071
Cushing病 ············ 136
C反応性蛋白（CRP）······ 086

D
D-dimer ·············· 086
DOACs ··············· 114
DTI ·················· 074

F
FDP ················· 086
fMRI ················· 074

G
Gerstman症候群 ········ 048
Glasgow Coma Scale (GCS)
　·················· 036

J
Japan Coma Scale (JCS) 035

M
MRA ············ 074, 075
MRI ····················
　062, 065, 072, 097, 116, 132
MRIの禁忌 ············ 073
MRIの原理 ············ 072
MRIのデメリット ········ 074
MRIのメリット ········· 074
MRS ················· 074
MRV ················· 075
Myelo CT ············· 066

N
NOACs ··············· 114

P
PET ················· 080
PT-INR ··············· 113

R
RI cisternography ······ 081
rt-PA ················ 117
rt-PA静注療法 ········· 117
rt-PA静注療法の禁忌 ···· 118

S
scalp ················ 019
SPECT ··············· 078
SRS ················· 134
SRT ················· 134
S状静脈洞 ············ 022

T
T1強調画像 ············ 074
T2強調画像 ············ 074

W
Wernicke失語 ·········· 039
Wernicke脳症 ·········· 087
Wernicke野 ······· 012, 039
Willis動脈輪 ··········· 021

ギリシア文字
βHCG ················ 087
γアミノ酪酸（GABA）···· 007

数字
3DCTA ······ 070, 100, 108

和文索引

あ
アーチファクト ·· 065, 067, 073
アイソトープ ·········· 078
亜急性連合性脊髄炎 ····· 087
アスピリン ············ 115
アセチルコリン ········· 007
アテローム血栓性脳梗塞
　················ 111, 115
アドレナリン ·········· 007
アピキサバン ·········· 114
アルガトロバン ········ 117
アレルギー ······· 068, 075
アンダーシュート ······· 007

い
意識障害 ····· 032, 125, 143
意識清明期 ··········· 125
一次性頭痛 ··········· 054
一過性心房細動（Paf）··· 113
一過性脳虚血発作（TIA）··· 111
インフォームド・コンセント · 078

う
運動経路 ············ 028
運動神経 ············ 003

151

運動性言語中枢 ･････ 012, 038
運動性失語 ･････････････ 039
運動誘発電位（MEP）･････ 086

え

エダラボン ･････････････ 117
エドキサバン ･･･････････ 114
嚥下 ･･･････････････････ 044
嚥下運動 ･･･････････････ 044
嚥下障害 ･･･････････････ 143
延髄 ･･･････････････････ 016

お

横静脈洞 ･･･････････････ 022
オーバーシュート ･･･････ 006
オザグレル ･････････････ 117
温痛覚 ･････････････････ 029

か

開眼時脳波 ･････････････ 085
外頸動脈 ･･･････････････ 020
開頭クリッピング術 ･････ 100
化学療法 ･････････ 134, 138
可逆性脳血管攣縮症候群
　（RCVS）･･････････････ 056
蝸牛神経 ･･･････････････ 026
核医学検査 ･････････････ 078
覚醒下手術 ･････････････ 133
下垂体 ･････････････････ 015
下垂体腺腫 ･････････････ 136
仮性球麻痺 ･････････････ 042
片麻痺 ･････････････････ 125
活動電位 ･･･････････････ 006
ガドリニウム造影剤 ･････ 075
感覚経路 ･･･････････････ 029
感覚神経 ･･･････････････ 003
感覚性言語中枢 ･････ 012, 039
感覚性失語 ･････････････ 039
感覚誘導電位（SEP）････ 086
患者の体位 ･････････････ 142
感染症 ･････････････････ 142
間脳 ･････････････ 009, 015

顔面神経 ･･･････････････ 026
灌流CT･････････････････ 071

き

キサントクロミー ････････ 088
器質性頭痛 ･････････････ 056
稀突起膠細胞 ･･･････････ 132
気脳症 ･････････････････ 128
機能性頭痛 ･････････････ 054
虐待 ･･･････････････････ 130
嗅神経 ･････････････････ 027
急性硬膜外血腫 ･････････ 125
急性硬膜下血腫 ･････････ 126
球麻痺 ･････････････････ 042
橋 ･････････････････････ 016
橋出血 ･････････････････ 099
局所症状 ･･･････････････ 131
緊張型頭痛 ･････････････ 054

く

空間失認 ･･･････････････ 143
クスマウル大呼吸 ･･･････ 050
くも膜 ･････････････････ 017
くも膜下腔 ･････････････ 023
くも膜下出血（SAH）････ 099
くも膜下出血の検査 ･････ 100
くも膜下出血の治療 ･････ 100
くも膜下出血の術前・術後ケアの
　ポイント ･････････････ 106
グリア細胞 ･････････････ 004
グリセオール ･･･････････ 117
グルタミン酸 ･･･････････ 007
クロピドグレル ･････････ 115
クロルヘキシジン ･･･････ 147

け

頸動脈エコー ･･･････････ 082
頸動脈ステント留置術（CAS）
　･･･････････････････････ 119
頸動脈内膜剝離術（CEA）
　････････････････････ 119, 121
傾眠 ･･･････････････････ 032

血圧の上昇 ･････････････ 140
血圧の低下 ･････････････ 140
血液検査 ･･･････････････ 086
血管造影 ･･･････････････ 108
結合組織 ･･･････････････ 018
血栓回収療法 ･･･････････ 120
血栓症 ･････････････････ 111
ケルニッヒ徴候 ･････････ 052
言語障害 ･･･････････････ 143
原発性 ･････････････････ 131
健忘失語 ･･･････････････ 040

こ

コイル塞栓術 ･･･････････ 100
構音障害 ･･･････････････ 042
後下小脳動脈（PICA）････ 021
交感神経 ･････････ 003, 027
抗凝固薬 ･･･････････････ 121
高血圧 ･････････････････ 115
高血圧性脳内出血 ･･･････ 097
抗血小板薬 ･････････････ 121
後交通動脈（P-com）021, 104
構語障害 ･･･････････････ 042
高コレステロール ･･･････ 115
膠細胞 ･････････････････ 132
高山病 ･････････････････ 057
甲状腺刺激ホルモン（TSH）136
構成失行 ･･･････････････ 045
抗てんかん薬 ･･･････････ 007
後頭蓋窩 ･･･････････････ 014
後頭葉 ･････････････････ 010
項部硬直 ･･･････････････ 052
興奮性神経伝達物質 ･････ 007
硬膜 ･･･････････････････ 016
硬膜外ドレーン ･････････ 149
硬膜下血腫 ･････････････ 130
硬膜下ドレーン ･････････ 149
抗利尿ホルモン（ADH）･･ 015
誤嚥 ･･･････････････････ 143
呼吸障害 ･･･････････････ 049
呼吸中枢 ･･･････････････ 049
国際頭痛分類 ･･･････････ 053
骨髄 ･･･････････････････ 019
骨膜 ･･･････････････････ 019

さ

用語	ページ
坐位	143
再出血	099, 106
再分極	006
左右失認	048
三叉神経	026
三叉神経・自律神経性頭痛	055

し

用語	ページ
視覚失認	047
視覚誘発電位（VEP）	086
軸索	003
指示の確認	141
視床出血	099
失語	038
失行	045, 143
失語の種類	039
失調性呼吸	050
失認	047
失名辞失語	040
シナプス	007
しびれ	088
ジャーミノーマ	087
重粒子線治療	134
粥腫	082
手術の同意説明書	145
樹状突起	003
出血の増大	099
術後ケアのポイント	146
術前ケアのポイント	145
術中MRI	133
腫瘍マーカー	087
シュワン細胞	137
循環障害	142
上衣細胞	004
上衣腫	004
松果体	015
小膠細胞	004
上矢状静脈洞	022
小児頭部外傷	130
小脳	009, 014
小脳出血	014, 099
小脳テント	014
褥瘡	142
植物状態	033
触覚	029
ショック	140
自律神経	003, 027
シルビウス裂	011
シロスタゾール	115
新規経口抗凝固薬（NOACs）	114
神経原性ショック	140
神経膠腫	004, 069, 132
神経鞘腫	005, 137
神経所見	141
心原性脳塞栓症	113
心原性脳塞栓症の治療	113
人工呼吸管理	106
深昏睡	032
身体失認	047
真皮	018
深部感覚	029
心房細動（Af）	113

す

用語	ページ
髄液	023, 088
髄液検査	087
髄液耳漏	124
髄液鼻漏	123
髄液漏のケアのポイント	124
髄鞘	004
錐体路	028
髄膜	016
髄膜刺激症状	052
髄膜腫	135
頭痛	053
頭痛の分類	053
ステント	120
スパイナル針	088
スポーツ外傷	129

せ

用語	ページ
星細胞	004, 132
星細胞腫	132
精神面のサポート	144
成長骨折	123
成長ホルモン（GH）	136
セカンドインパクト症候群	130
脊椎	002, 025
脊髄	002, 025
舌咽神経	027
遷延性意識障害	033
前下小脳動脈（AICA）	021
前交通動脈（A-com）	021
全失語	040
潜水病	057
喘息	068, 075
前大脳動脈	020
穿通枝	096
前庭神経	026
前頭葉	009
全脳照射	138
せん妄	032

そ

用語	ページ
造影CT	062, 068
創部処置	146
塞栓症	111
側頭葉	010

た

用語	ページ
第三脳室	023
体性神経	003
大脳	008
大脳鎌	017
大脳基底核	012
大脳脂質	009
大脳脂質のはたらき	011
第四脳室	014, 023
脱分極	006
ダビガトラン	114
単純X線撮影	060, 064
淡蒼球	013

ち

用語	ページ
蓄膿症	057
緻密骨	019

着衣失行 ・・・・・・・・・・・・・・ 045
中耳炎・・・・・・・・・・・・・・・・・ 057
中心溝・・・・・・・・・・・・・・・・・ 010
中枢神経・・・・・・・・・・・・・・・ 002
中枢性過呼吸 ・・・・・・・・・・・ 049
中性子捕捉療法 ・・・・・・・・・ 134
中大脳動脈 ・・・・・・・・・・・・・ 020
中脳・・・・・・・・・・・・・・・・・・・ 016
虫部・・・・・・・・・・・・・・・・・・・ 014
聴覚失認 ・・・・・・・・・・・・・・ 047
聴覚誘発電位（AEP）・・・・・ 086
聴神経 ・・・・・・・・・・・・・・・・ 026
聴神経症状 ・・・・・・・・・・・・ 137
聴性脳幹反応（ABR）・・・・・ 086
超皮質性運動失語 ・・・・・・・ 040
超皮質性感覚失語 ・・・・・・・ 040
超皮質性混合型失語 ・・・・・ 040

つ

椎骨動脈・・・・・・・・・・・・・・・ 020

て

定位照射 ・・・・・・・・・ 133, 138
転移性 ・・・・・・・・・・・・・・・・ 131
転移性脳腫瘍 ・・・・・・・・・・・ 137
伝導性失語 ・・・・・・・・・・・・ 039

と

頭蓋骨 ・・・・・・・・・・・・・・・・ 019
頭蓋骨骨折 ・・・・・・・・・・・・ 123
頭蓋内圧（ICP）・・・・・・・・・ 051
頭蓋内圧亢進 ・・・・・・・・・・・ 131
頭蓋内外動脈バイパス術 ・・・ 121
頭蓋内腫瘍 ・・・・・・・・・・・・ 131
頭蓋内ドレナージの種類 ・・・ 148
動眼神経麻痺 ・・・・・・・・・・・ 026
頭頸部外傷 ・・・・・・・・・・・・ 056
頭頸部血管障害 ・・・・・・・・・ 056
透析患者・・・・・・・・・・・・・・・ 069
頭頂葉 ・・・・・・・・・・・・・・・・ 010
糖尿病 ・・・・・・・・・・・・・・・・ 115
頭皮 ・・・・・・・・・・・・・・・・・・ 018

頭部外傷・・・・・・・・・・・・・・・ 123
動脈硬化 ・・・・・・・・・・・・・・ 082
動脈の構造 ・・・・・・・・・・・・ 083
トルコ鞍 ・・・・・・・・・・・・・・ 015
トレーサー ・・・・・・・・・・・・ 078
ドレーンの管理 ・・・・・・・・・ 147
ドレナージ ・・・・・・・・・・・・ 147
ドレナージの種類と目的・特徴
・・・・・・・・・・・・・・・・・・・・・・ 148

な

内頸動脈 ・・・・・・・・・・・・・・ 020
内包・・・・・・・・・・・・・・・・・・・ 013
ナビゲーション ・・・・・・・・・ 133
軟膜 ・・・・・・・・・・・・・・・・・・ 017

に

二次性頭痛 ・・・・・・・・・・・・ 056
日常生活支援・・・・・・・・・・・ 143
入院患者の日々の観察・・・・・ 140
乳酸アシドーシス ・・・・・・・ 069
乳汁分泌ホルモン（PRL）・・ 136
乳幼児揺さぶられ症候群・・・ 130
ニューロン ・・・・・・・・・・・・ 003

の

脳圧・・・・・・・・・・・・・・・・・・・ 051
脳幹・・・・・・・・・・・・・・ 009, 016
脳幹の障害・・・・・・・・・・・・・ 049
脳虚血 ・・・・・・・・・・・・・・・・ 111
脳血管造影 ・・・・・・・・・・・・ 077
脳梗塞 ・・・・・・・・・・・・・ 056, 111
脳挫傷 ・・・・・・・・・・・・・・・・ 128
脳死 ・・・・・・・・・・・・・・・・・・ 033
脳室 ・・・・・・・・・・・・・・・・・・ 023
脳室ドレーン ・・・・・・・・・・・ 147
脳死判定基準 ・・・・・・・・・・・ 033
脳腫瘍 ・・・・・・・・・・・・ 086, 131
脳腫瘍の症状 ・・・・・・・・・・・ 131
脳腫瘍の診断 ・・・・・・・・・・・ 132
脳腫瘍の治療 ・・・・・・・・・・・ 132
脳静脈 ・・・・・・・・・・・・・・・・ 022

脳神経 ・・・・・・・・・・・・・・・・ 025
脳神経症状 ・・・・・・・・・・・・ 131
脳震盪 ・・・・・・・・・・・・・・・・ 124
脳槽ドレーン ・・・・・・・・・・・ 147
脳動静脈奇形（AVM）097, 107
脳動静脈奇形の検査 ・・・・・ 108
脳動静脈奇形の治療 ・・・・・ 108
脳動脈 ・・・・・・・・・・・・・・・・ 020
脳ドック ・・・・・・・・・・・・・・ 075
脳内血腫ドレーン ・・・・・・・ 149
脳内出血（ICH）・・・・・ 056, 097
脳内出血のケアのポイント ・098
脳内出血の検査・・・・・・・・・ 097
脳内出血の症状・・・・・・・・・ 097
脳波（EEG）・・・・・・・・・・・・ 084
脳浮腫・・・・・・・・・・・・・・・・・ 099

は

バイオプシー ・・・・・・・・・・・ 132
胚腫 ・・・・・・・・・・・・・・・・・・ 087
灰白質・・・・・・・・・・・・・・・・・ 004
バイパス手術 ・・・・・・・・・・・ 109
白質 ・・・・・・・・・・・・・・・・・・ 004
バトル徴候 ・・・・・・・・・・・・ 124
バルプロ酸ナトリウム ・・・・・ 007
半昏睡・・・・・・・・・・・・・・・・・ 032
半側空間失認 ・・・・・・・・・・・ 047
パンダの目 ・・・・・・・・・・・・ 123
半盲 ・・・・・・・・・・・・・・・・・・ 143

ひ

ビオー呼吸・・・・・・・・・・・・・ 050
被殻 ・・・・・・・・・・・・・・・・・・ 013
被殻出血 ・・・・・・・・・・・・・・ 099
皮下ドレーン ・・・・・・・・・・・ 149
ビグアナイド系経口血糖降下剤
・・・・・・・・・・・・・・・・・・・・・・ 069
皮質下出血・・・・・・・・・・・・・ 099
尾状核 ・・・・・・・・・・・・・・・・ 013
微小血管減圧術 ・・・・・・・・・ 026
ビタミンK ・・・・・・・・・・・・・ 114
ビタミンの測定 ・・・・・・・・・ 087
肥満・・・・・・・・・・・・・・・・・・・ 136

病態失認 ・・・・・・・・・・・・・・・・ 047
表皮 ・・・・・・・・・・・・・・・・・・・・ 018

ふ

副交感神経 ・・・・・・・・・ 003, 027
複合体厚（IMT）・・・・・・・・ 082
複視 ・・・・・・・・・・・・・・・・・・・・ 026
副腎皮質刺激ホルモン（ACTH）
・・・・・・・・・・・・・・・・・・・・・・・・ 136
プラーク ・・・・・・・・・・・・・・・・ 082
ブルジンスキー徴候 ・・・・・・・ 052
分水嶺梗塞 ・・・・・・・・・・・・・・・ 115

へ

閉眼時脳波 ・・・・・・・・・・・・・・ 084
ヘパリン ・・・・・・・・・・・ 113, 120
片頭痛 ・・・・・・・・・・・・・・・・・・ 054

ほ

放射線治療 ・・・・・・・・・・・・・・ 133
帽状腱膜 ・・・・・・・・・・・・・・・・ 019
乏突起膠細胞 ・・・・・・・・・・・・ 004
乏突起神経膠腫 ・・・・・・・・・・ 132
ホルモン ・・・・・・・・・・・・・・・・ 136
ホルモン症状 ・・・・・・・・・・・・ 131

ま

マジャンディ孔 ・・・・・・・・・・ 023
末梢神経 ・・・・・・・・・・・・・・・・ 002
末端肥大症 ・・・・・・・・・・・・・・ 136
慢性硬膜下血腫 ・・・・・・・・・・ 127

み

未破裂脳動脈瘤 ・・・・・・ 107, 109

む

無月経 ・・・・・・・・・・・・・・・・・・ 136

も

もやもや病 ・・・・・・・・・ 097, 108
もやもや病の治療 ・・・・・・・・ 109
もやもや病の病態 ・・・・・・・・ 108
モンロー孔 ・・・・・・・・・・・・・・ 023

や

薬物 ・・・・・・・・・・・・・・・・・・・・ 057
薬物乱用頭痛 ・・・・・・・・・・・・ 055
ヤコビー線 ・・・・・・・・・・・・・・ 088

ゆ

誘発電位 ・・・・・・・・・・・・・・・・ 086

よ

陽子線治療 ・・・・・・・・・・・・・・ 134
腰椎穿刺 ・・・・・・・・・・・・・・・・ 087
腰椎ドレーン ・・・・・・・・・・・・ 147
ヨード造影剤 ・・・・・・・・・・・・ 068

ら

ラクナ梗塞 ・・・・・・・・・ 111, 114

り

リズムコントロール ・・・・・・ 113
リバーロキサバン ・・・・・・・・ 114
緑内障 ・・・・・・・・・・・・・・・・・・ 057
リンパ腫 ・・・・・・・・・・・・・・・・ 087

る

ルシュカ孔 ・・・・・・・・・・・・・・ 023

れ

レートコントロール ・・・・・・ 113

わ

ワルファリン ・・・・・・・・ 113, 121

●著者プロフィール

柴田　靖（しばた・やすし）

筑波大学附属病院 水戸地域医療教育センター脳神経外科　教授
総合病院水戸協同病院　脳神経外科部長

1988年筑波大学卒業．同大脳神経外科，米ハーバード大ベス・イスラエル・ディーコネス・メディカルセンター，筑波記念病院などを経て2015年から現職．国際頭痛学会Headache Master．日本脳神経外科学会，日本頭痛学会専門医・指導医．著書に「臨床医・RI技師のための 脳SPECTパーフェクトガイド（メディカ出版）」（編集担当）など．

はじめて学ぶ！
脳神経外科のキホンとケア
　―ベテランドクターによる，最もシンプルな講義―

2019年2月20日発行　　　　　　　　　　　　　　　第1版第1刷Ⓒ

著　者　　柴田　靖
　　　　　しばた　やすし

発行者　　渡辺　嘉之

発行所　　株式会社　総合医学社

　　　　　〒101-0061　東京都千代田区神田三崎町1-1-4
　　　　　電話　03-3219-2920　　FAX　03-3219-0410
　　　　　URL　https://www.sogo-igaku.co.jp

Printed in Japan　　　　　　　　　　　　　　　株式会社公栄社
ISBN 978-4-88378-670-1

JCOPY 〈（社）出版者著作権管理機構 委託出版物〉
・本書に掲載する著作物の複製権・翻訳権・上映権・譲渡権・公衆送信権（送信可能化権を含む）は株式会社総合医学社が保有します．
・本書を無断で複製する行為（コピー，スキャン，デジタルデータ化など）は，「私的使用のための複製」など著作権法上の限られた例外を除き禁じられています．大学，病院，企業などにおいて，業務上使用する目的（診療，研究活動を含む）で上記の行為を行うことは，その使用範囲が内部的であっても，私的利用には該当せず，違法です．また私的使用に該当する場合であっても，代行業者等の第三者に依頼して上記の行為を行うことは違法となります．複写される場合は，そのつど事前に，JCOPY（（社）出版者著作権管理機構（電話 03-3513-6969，FAX 03-3513-6979，e-mail：info@jcopy.or.jp）の許諾を得てください．